［新装・普及版］

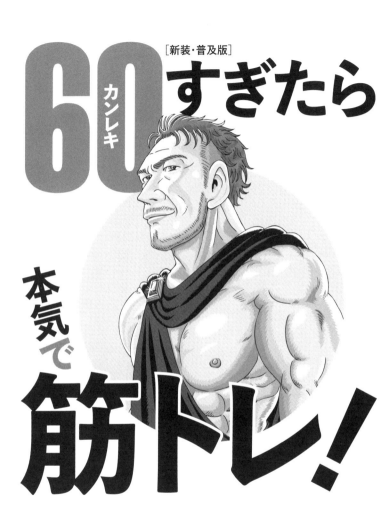

60《カンレキ》すぎたら本気で筋トレ！

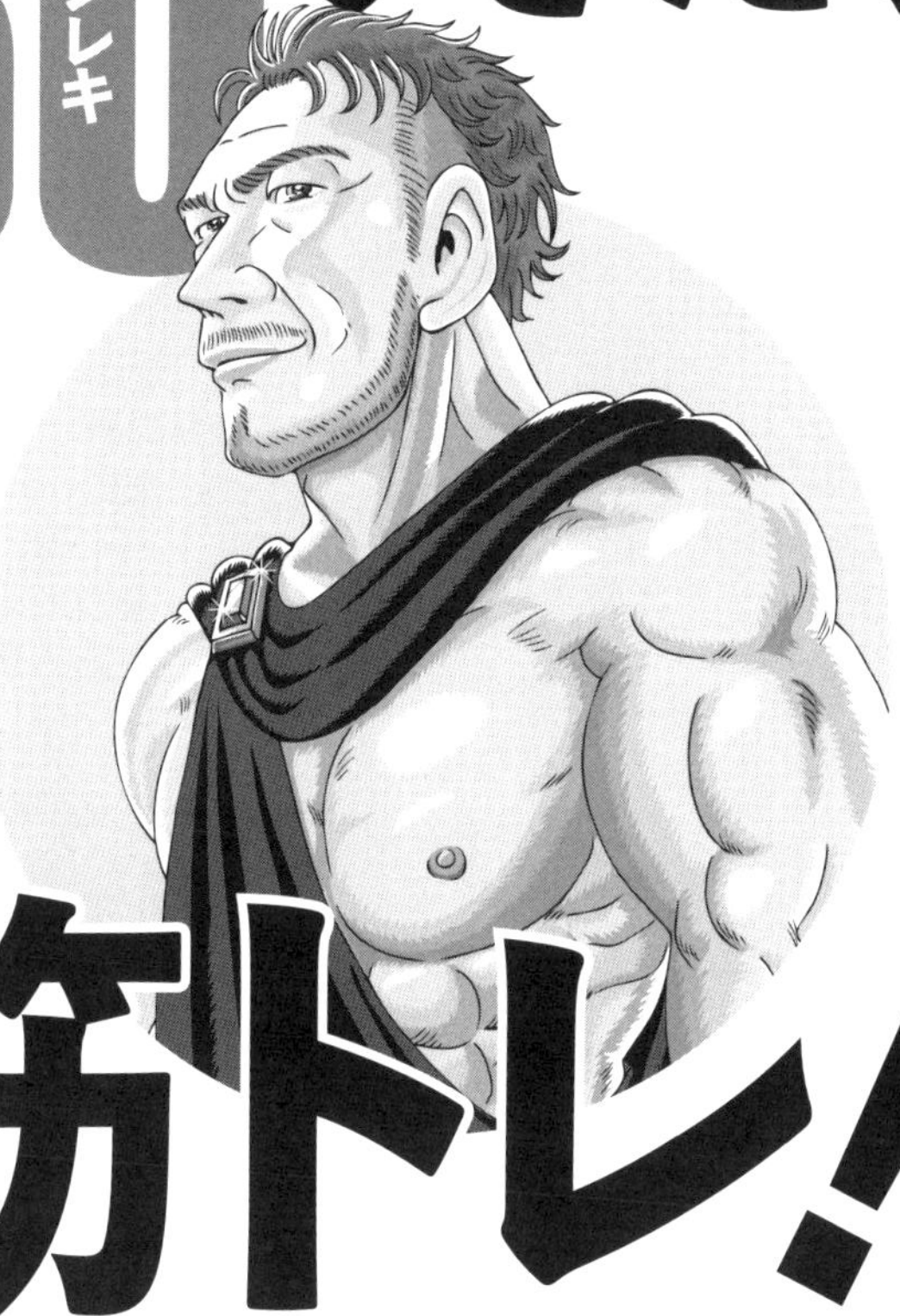

船瀬俊介
Funase Shunsuke

興陽館

カバー・イラスト　福島モンタ

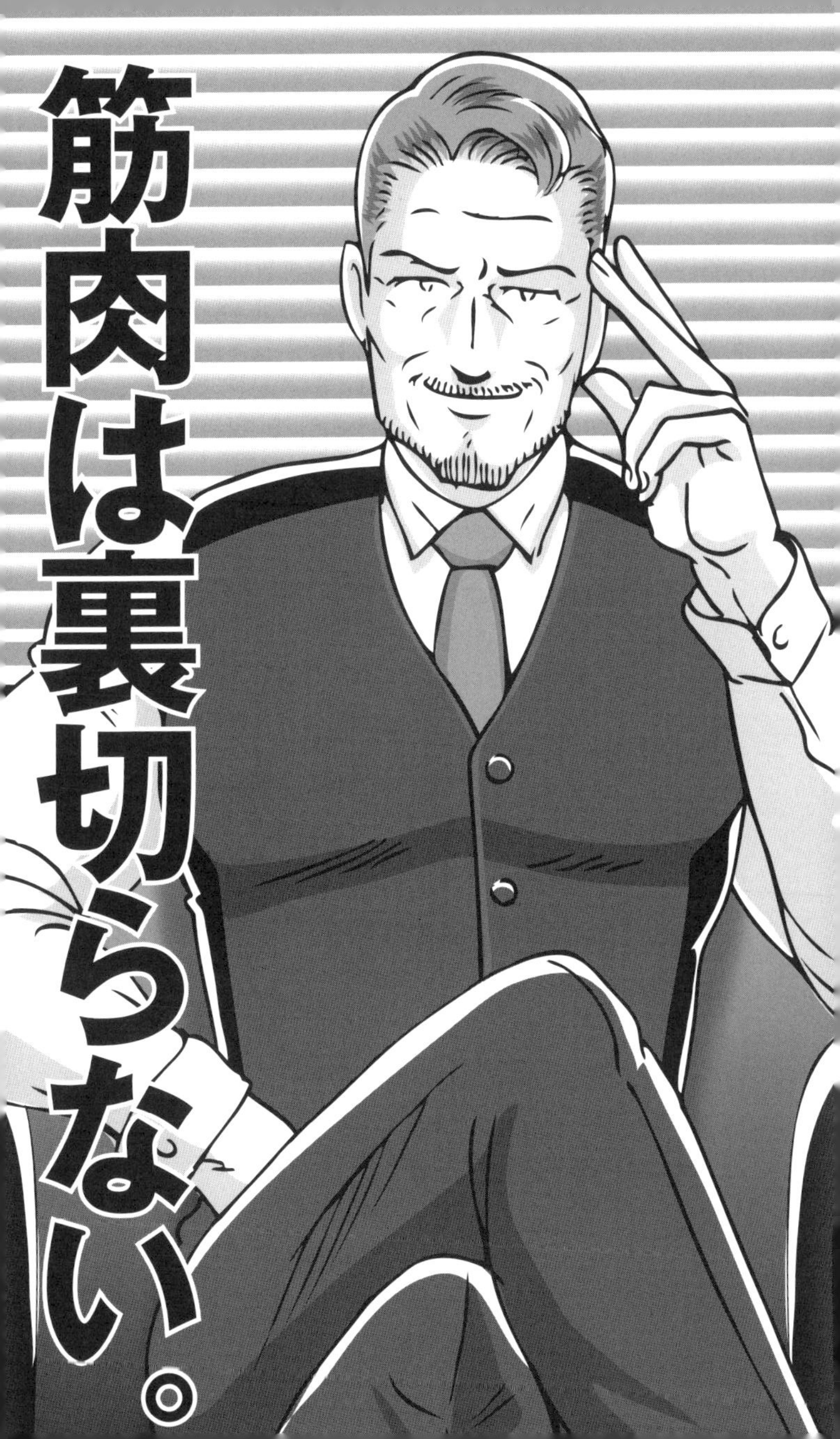
筋肉は裏切らない。

この本の筋トレは、
金はかからない。
器具もジムも時間もいらない。
いつでも、どこでもできる。
疲れなくなる。
体調がよくなる。
病気を予防する。
歩いてどこでもいける。

貯金より貯筋だ。
長生きしたければ筋トレ。
モテたければ筋トレ。
筋肉は裏切らない。
老後の最強の資産だ。
筋トレで元気になる。
筋トレで健康になる。
筋トレは最強の習慣だ。

あなたが四〇代でも、
あなたが五〇代でも、
あなたが六〇代でも、
あなたが七〇代でも、
いますぐ筋トレを、
おすすめする。

筋トレは、いつからはじめてもいい。いつからはじめても、遅すぎることはない。

いくつからでもいい。
年をとるほど、
筋トレは大事だ。

筋トレで、
病気を予防し、
健康で、
若々しくいられる。

筋トレこそ最強の、
アンチエイジング！

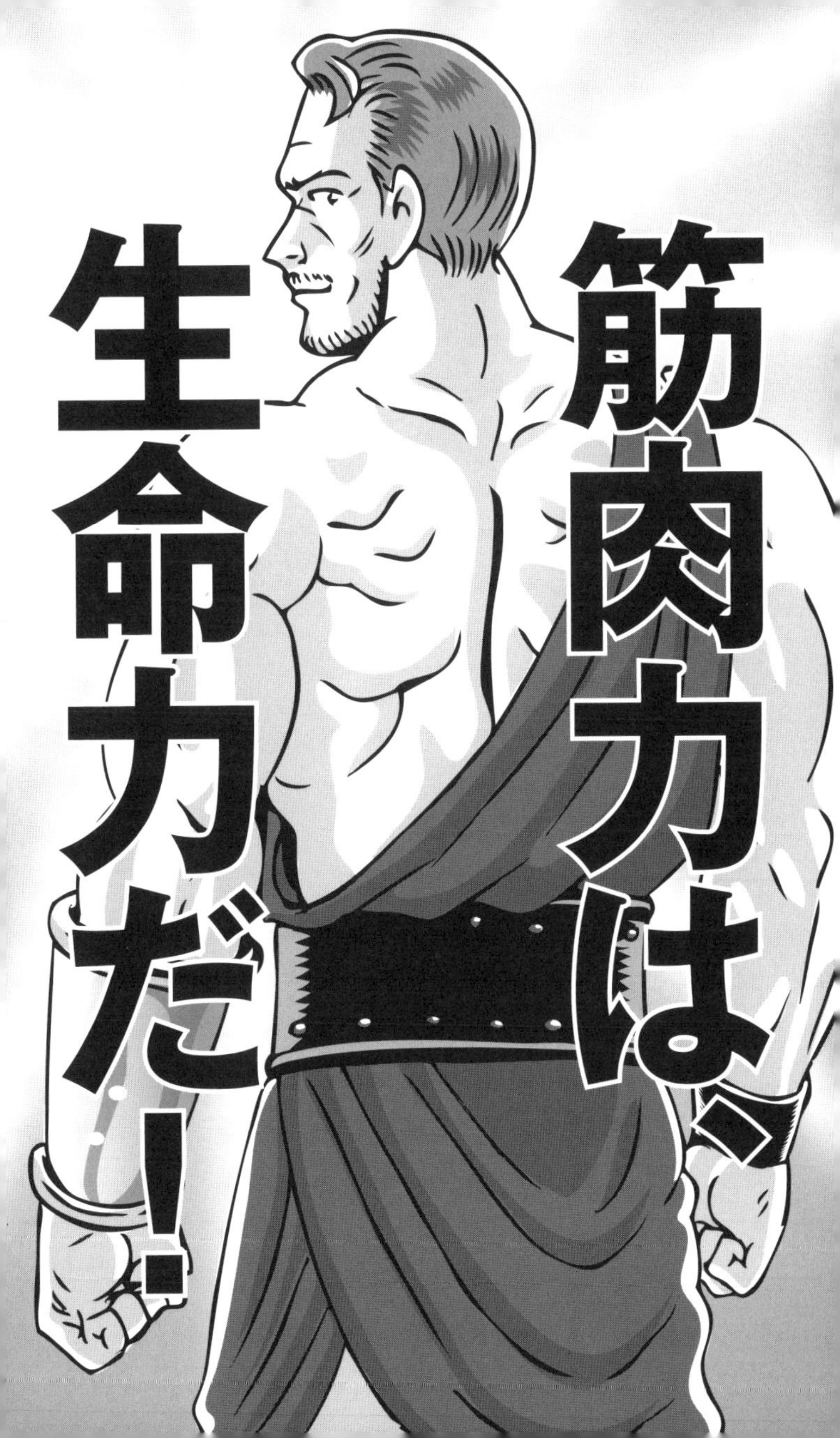
筋肉力は、
生命力だ！

筋トレで長生きする。

まえがき

筋肉力は、生命力だ！

――「筋力」が強いやつほど、若々しい

●若いやつと老けたやつのちがい

あなたのまわりを、見てください。
六〇才をすぎても、実に若い人がいます。
髪は黒々として、姿勢もいい。いつも、笑顔であいさつもさわやかです。
それに対して、エッと驚くほど、老けた人もいます。
髪はとっくに真っ白で、背中も少しまるまっています。
肌もたるみ、シミもめだつ。体もなんだか、ひとまわりちぢんじゃったみたいだ。
あいつも昔は、あんなに若かったのに……。やはり、年には勝てんなあ。

ふと、次のような言葉が胸に浮かびます。

——少年、老い易く、学なりがたし——

「老いなんて、ひとごとだと思ってた……」

還暦すぎたら、しみじみ、そう思う人も多いでしょう。

それにしても、還暦すぎてもウソみたいに若いやつがいます。

そして、ウソみたいに老けたやつもいます。

そのちがいは、いったいなんでしょう?

●精神年齢一〇代、肉体年齢二〇代?

ズバリいいましょう。

それは、筋肉があるか、ないか?

そのちがいです。わたしは、いま六八才です。

そういうと、まわりの人は、ビックリします。

「エッエーッ！」「ウッソー！」

わたしは、まず自分が六八才という実感がまったくわかない。

精神年齢一〇代、肉体年齢二〇代……！の気概で生きているからでしょうか。

六四才のときにニューヨークを訪ねたときの話です。

上品な黒人女性と話がはずみました。話題が見た目の若さにおよんだので、わたしはいくつに見えます？と、たずねました。彼女は、小首をかしげているので、六四才といったら、目をまんまるにして、絶句しました。「四〇代と思ったわ……」

彼女が、そう思ったのは、まずわたしの髪が黒々としていたからでしょう。

さらに、体は逆三角のマッチョ型だったからだと思います。

●カネを貯めるより筋肉貯めろ！

いまは、そのときより、さらに筋肉量はアップしています。

ぐいっと右腕の力こぶをみせると、たいていの人は、驚きの声をあげます。

さわらせると、女性陣は、スッゴーイ！と首をふります。

男性陣も、オオッ……とのけぞります。
「貯金」より「貯筋」――最近、よく耳にし、目にします。
「カネを貯めるより、筋肉を貯めろ！」「それが、ほんとうの老後の備えだ」
人間にとって、ほんとうの幸せとはなんでしょう？
それは「健康」です。
体が、すこやかでなければ、カネがいくらあっても、幸せにはなれません。

「貯金」は、いくらあっても「健康」にはなれません。
「貯筋」は、あればあるほど「健康」になれるのです。

●「若い」と「老けた」差は筋肉量

筋肉力が、生命力なのです。
それは、どういうことでしょう？
最近の研究で、筋肉からは、さまざまな生命活性物質が放出されていることがわかっています。それを、研究者たちは〝筋肉ホルモン〟（マイオカイン）と名づけています。このホルモンは、別名〝若返りホルモン〟と呼ばれています。

文字通り、生命体を若返らせるはたらきが証明されています。

つまり、免疫強化、代謝促進、疾病予防、生理活性……などなど、あげていればキリがありません。

〝マイオカイン〟は、近年、研究が進み一〇〇種類近くが確認されています。

筋肉は、たんなるエネルギー消費器官ではなく、根源的な生命力を生み出す器官だったのです。

だから、筋肉力が強い人ほど、生命力が強い。

つまり、年をとっても老けない。若々しい。

若いやつと、老けたやつのちがいは、筋肉量の差だったのです。

一〇の筋トレ効果！

――以下、具体的な「貯筋」効果をあげます。

①**若返り**：筋肉は鍛えるほど老化防止ホルモン、〝マイオカイン〟を分泌します。筋肉を発達させている人ほど、若々しいのはとうぜんです。

②**ガン予防**：運動して筋肉を使ったマウスは、発ガンが三分の一に激減しました。

③**心臓病**：〝マイオカイン〟は動脈硬化を防ぎ、心筋梗塞、狭心症などを防止します。

④**脳卒中**：脳梗塞や脳出血で起こります。やはり、〝筋肉ホルモン〟は脳血管の動脈硬化も改善し、脳卒中発作も防げます。

⑤**糖尿病**：「筋トレ」すると、血糖値が下がり糖尿病も防げます。患者もみるみる改善していきます。

⑥**認知症**：筋肉を鍛えると脳も活性化します。筋力は脳力となるのです。「筋トレ」が認知症を防止、改善する報告は、世界中であいついでいます。

⑦**ＥＤ**（性的不能）：「筋トレ」は男性ホルモン分泌を加速します。だから、ＥＤ改善にめざましい効果をあげます。

⑧**不妊症**：筋力は、性力に直結しています。だから、「筋トレ」こそ「妊活」の決め

手です。

⑨**背まがり**：老人で背中がまがるのは筋力が衰え、骨力が衰えているからです。圧迫骨折で背もちぢみます。「筋トレ」は「骨トレ」につながり、背筋がシャキッと伸びた老後を保証します。

⑩**ロコモ症候群**：動けず、最後は寝たきりになる悲劇です。防ぐ方法は、毎日の「筋トレ」以外にありません。

●力こぶから始める「筋トレ」

あなたも、わたしのようにウエストがしまった逆三角の筋肉体型になれる。

こういったら、ムリムリと手をふる苦笑いが、目に浮かびます。

あのライザップで高いお金を払う必要もありません。

近所のトレーニング・ジムに、通う必要もありません。

えっ……では、どうするの？

それは、かんたんです。まずは、力こぶから始めましょう！

これなら、いまからでも、始められます。
両腕に思いっきり、力をこめて、力こぶをつくります。
腕がプルプル震えるほど力を入れて、五秒以上、がんばりましょう。
これが、アイソメトリックス（静的運動）です。
たったこれだけで、両腕の筋肉は急速に、驚くほど発達するのです。
同じ方法で、全身の筋肉を鍛えることができます。
この「筋トレ」は、まったくタダです。一円もかかりません！
そして「いつでも」「どこでも」「だれでも」できます。

ただ、それだけで、あなたは、
まわりが驚くほど、
若々しく変身できるのです。

その方法が、この本に書いてあります。

Contents

まえがき
筋肉力は、生命力だ！
――「筋力」が強いやつほど、若々しい――13

第1章

カネを貯める前に、筋肉を貯めろ

――「筋肉」は、老後の「資産」だ

1 年をとっても筋肉は発達！――28
2 極貧から『ロッキー』デビューしたスタローン――31
3 日々の「筋トレ」が開いたスターへの道――34
4 ボディビル界のレジェンド、シュワルツェネッガー神話――37

Contents

5 「ソフト筋トレ」はだれでも、いつでもできる――41
6 「貯金」より「貯筋」! 筋肉は〝老後の資産〟だ――44
7 筋肉量二倍×運動量二倍で四倍若返る!――47

第2章 還暦すぎても、マッチョになれる

――筋肉は使えば発達する、使わなければ衰える

8 「筋トレ」に遅すぎることはない――54
9 筋肉は使えば発達、使わないと衰える――60
10 一方で「破壊」、他方で「修復」のくり返し――64
11 筋肉も「破壊」と「修復」で増大する――68

第3章

まずは、「力こぶ」から、始める「筋トレ」

――思いっきり、プルプル力をこめてみよう

12 いつでも、どこでもフンムッ！ と両腕に力――76

13 力こぶで、上半身はめきめきたくましくなる――82

第4章

ジムも、マシンも、いらない！

――「静的筋トレ」（アイソメトリックス）

14 人にたよらず、自分にたよれ！――98

15 アイソメトリックスは最強の「筋トレ法」──100
16 黙殺された「最強筋トレ」──103
17 カネも、時間も、器具も、まったくいらない──106
18 基本はかんたん、四つのポーズだけ──109
19 狙《ねら》った筋肉をピン・ポイント強化する──114
20 胸張りグセをつけろ！「歩き筋トレ」で鍛えろ──121
21 見えない重りを持ち上げて鍛える──126

第5章 筋肉は、若返り、ホルモンを放出する
──筋肉マンほど、若々しいナゾがとけた

22 筋肉が多い人ほど若く健康──132

第6章

「筋トレ」で、病気も、防げる！

——運動だけで、三分の二は防げる

23 「筋トレ」は数多くの病気を防ぐ——139
24 「筋トレ」が〝万能ホルモン〟分泌のベスト法——144
25 運動するだけでガンは防げる——148
26 運動と菜食で大腸ガンのリスクを減らす——151
27 ウォーキングにはすごい効果が！——157
28 「運動」は最良の予防法で最良の治療法——161
29 運動不足はかんまんな〝自殺〟——165

Contents

第7章

ひざ痛、腰痛、脊柱管狭窄症も「筋トレ」で改善

――「安静」「痛み止め」はバツ！ 動かして治せ

30 「動かして治す」。新しい医学常識です――170
31 痛みの原因は運動不足と悪い姿勢――173
32 「筋トレ」で、関節痛は、こうして改善――177
33 病院に行くな！ 医者はクスリ、手術で荒稼ぎ――180
34 正しい「運動」と「姿勢」と「動作」を――183
35 脊柱管狭窄症も自分で治せる！――187
36 「ひざ痛」広告・CMに、だまされるな！――190

あとがき
「筋トレ」で一〇〇才まで生きる
――五つのセルフ・ヒーリング――194

第1章

カネを貯めるまえに、筋肉を貯めろ

――「筋肉」は、老後の「資産」だ

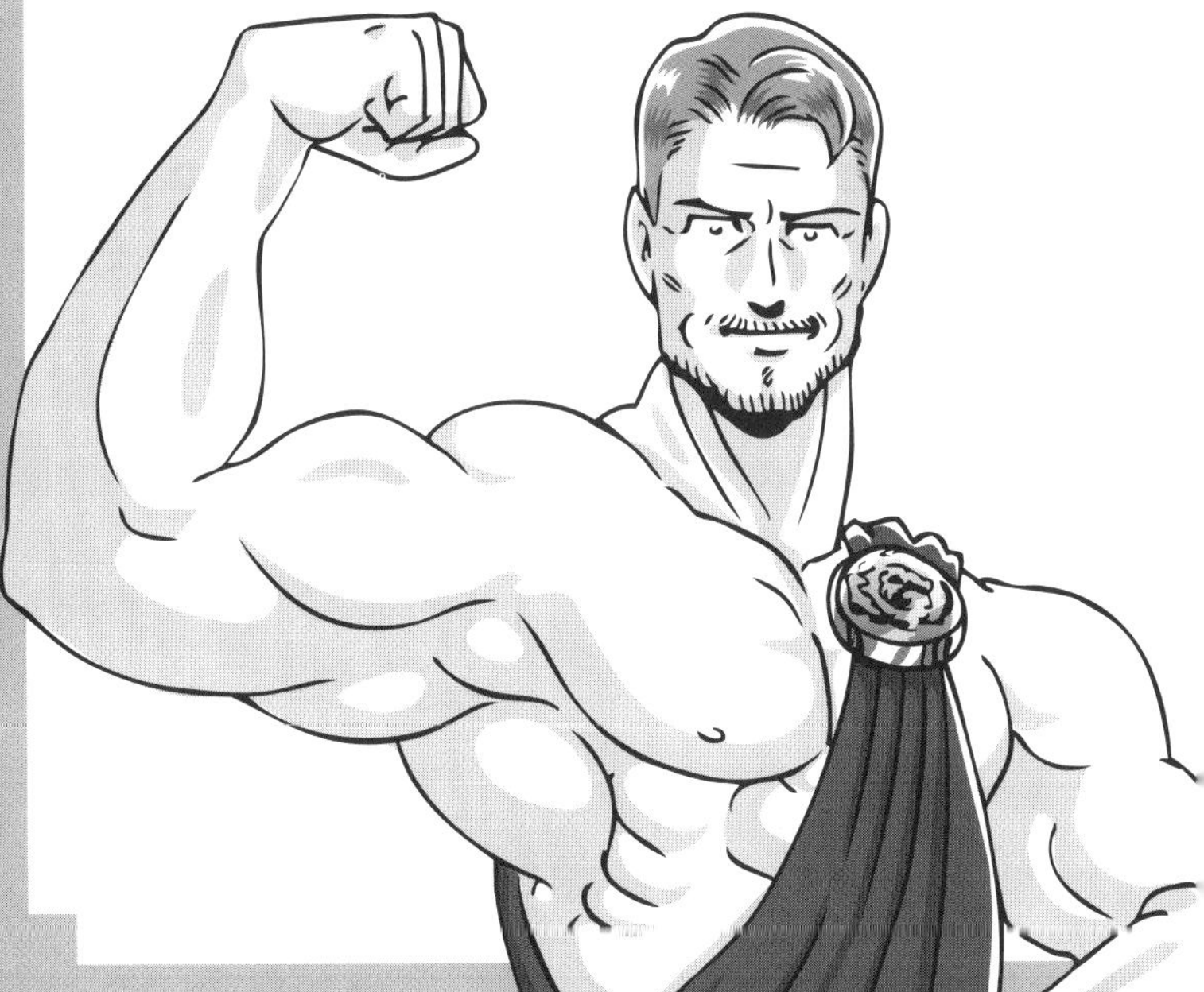

1

年をとっても筋肉は発達！

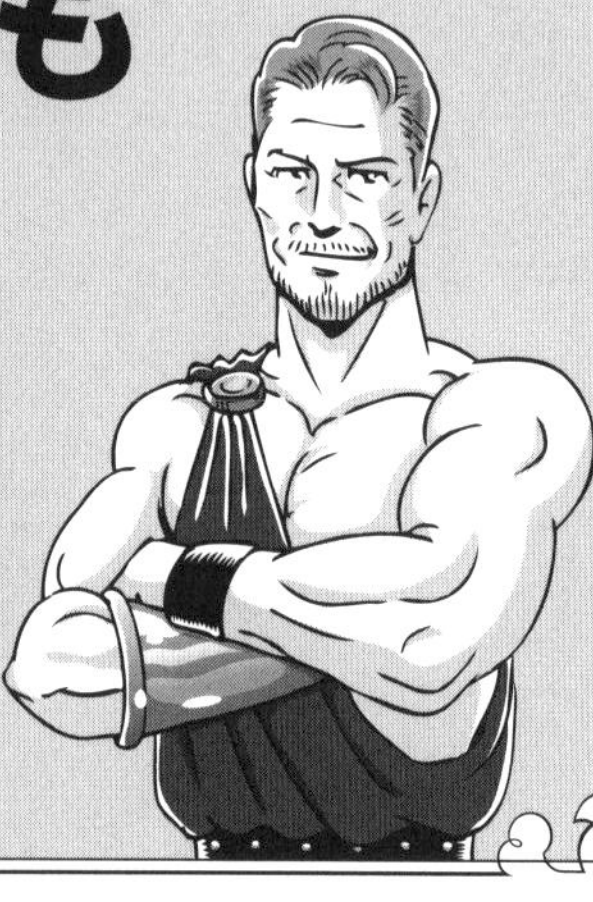

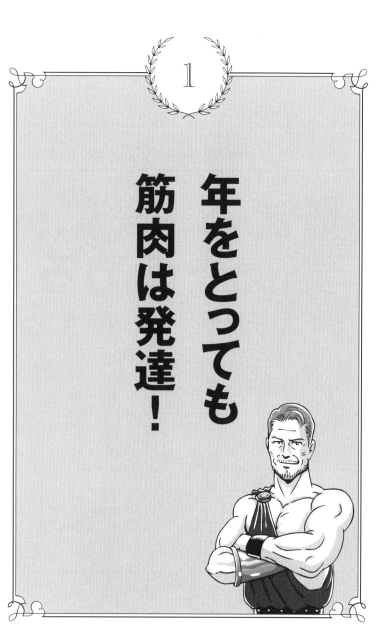

●肉体派、スタローンかくして誕生す

年をとっても、筋肉は発達している。

その好例が、ハリウッドのアクション俳優でしょう。

シルベスター・スタローンなど、その典型です。

ボクシング映画『ロッキー』で、華々しくデビュー。

その後の『ロッキー』、『ランボー』シリーズなどでの肉体派俳優としての活躍は、ご存じのとおり。一九四六年七月六日生まれ。現在、おん年七一才とは、とうてい思えない。

しかし、生い立ちは、けっして幸せなものではなかった。

それは、幼少年時代、両親の離婚が暗い影を落としている。

「……次第に、素行不良となり、小学校から高等学校修了までに一四の学校から放校処分を受けた」という。

生きがいは、ボクシングのみ。母親はボクシング・ジムを経営していた。そこで、

体を鍛えながらも、荒れた生活を送っていた。

最初は、ボクシングにも関心はなかったが、一本の映画が、少年の未来を決定的なものにした。

それが、一九五八年、公開された映画『ヘラクレス』の主演スティーヴ・リーヴス。

その肉体に魅せられ、みずからも体を鍛えるようになっていったのです。

2

極貧から『ロッキー』デビューしたスタローン

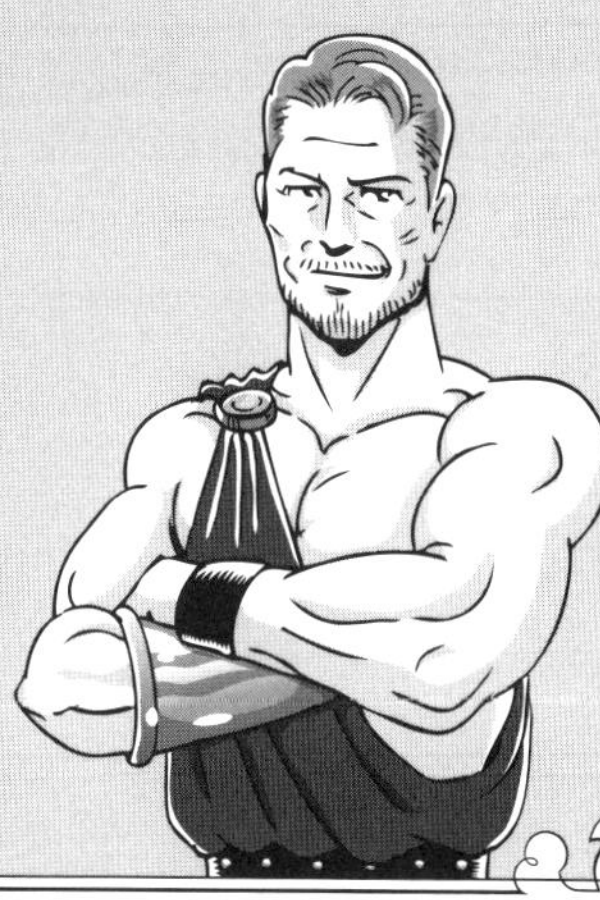

「……マイアミ大学の演劇科に三年間在席したが、脚本家を志すために中退した。二三才でニューヨークにもどり、本格的に俳優を志した。最終的に、『ロッキー』の脚本を卒業論文として、マイアミ大学で学士を取得卒業」(『アクターズ・スタジオ』インタビューより)。これを読む限り、まさにアメリカン・ドリームを実現させたサクセス・ストーリーです。

しかし、当時は極貧生活で、ポルノ映画に出たり、ボディガードなどで日銭を稼いでいた。

彼は、唇をゆがめて話す独特の台詞《せりふ》回しが特徴である。

それは、出産時の医療ミスによる。

産科医が、鉗子《かんし》のとりあつかいをあやまり、顔面の神経を傷つけたため、舌足らずの発音という言語障害が残ったのである。

それが、少年期を内向的にし、非行に走らせた一因となった。

「……顔面マヒによる演技力の限界や、あまりにも典型的なシチリア人の風貌のため五四回ものオーディションに落ちた」(同)

二九才のとき、観戦したボクシング世界へビー級タイトルマッチが、その後の人生を大きく変えた。それは「モハメド・アリ対チャック・ウェプナー」の試合。この試合に触発されて、わずか三日で書き上げた脚本『ロッキー』を持って映画会社に売り込んだ。

脚本を大いに気に入った映画会社は、ロバート・レッドフォードなど人気スターを起用して映画化しようとした。

しかし、スタローンは、自分を主人公にしなければ脚本は渡せない、と固辞、しぶしぶ映画会社側は妥協した。

そして、あの衝撃的なデビュー作『ロッキー』は、産まれたのです。

3

日々の「筋トレ」が開いたスターへの道

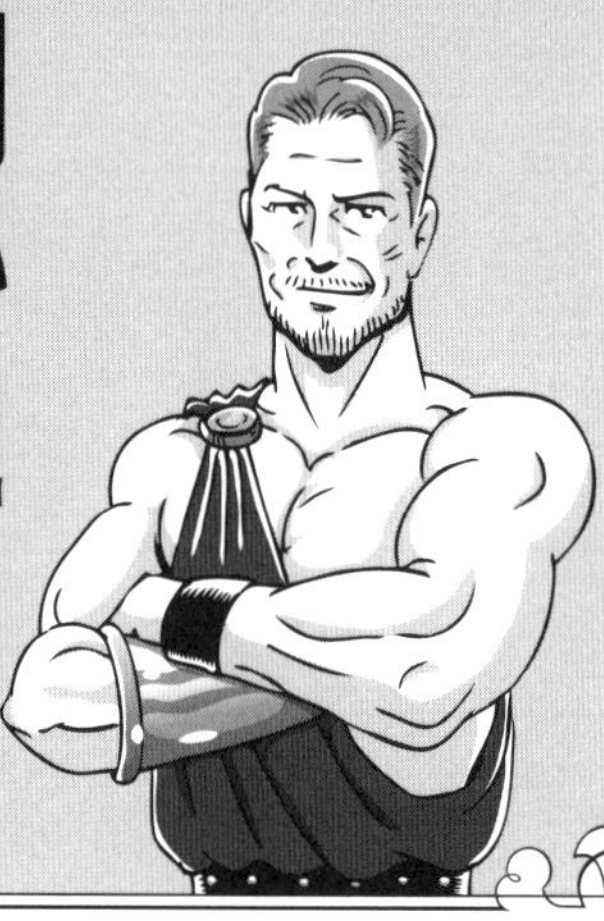

●筋肉なくして成功はなし

世界的大スターの半生記は、わたしたちの生き方に、大きな教訓を与えてくれます。

出産時の障害、両親の離婚、非行少年時代……さらに、役者を志してからも極貧生活。五四回もオーディションに落ちた、というから、その苦労は半端でありません。

しかし、『ロッキー』の衝撃デビューから、スターダムを駆け上がった、その活躍は、もはや現代アメリカ神話といっても、過言ではありません。

彼をハリウッドで成功にみちびいたもの。

それは、不屈の精神とともに、少年時代から鍛え上げた肉体だったのです。

つまり、日々、「筋トレ」で鍛え抜いた肉体が、ボクシング映画の傑作『ロッキー』シリーズを産み、戦争映画ヒーロー、ランボーを産んだのです。

もし、かりに少年期に映画『ヘラクレス』に出会わなかったら、彼の人生はどうなっていたでしょう?

おそらく、傑作『ロッキー』の成功も、スターへの道もなかったはずです。

まさに、鍛え上げた筋肉が、彼の不屈の精神を鍛え、そして、華々しい成功のチャンスを彼に与えたのです。

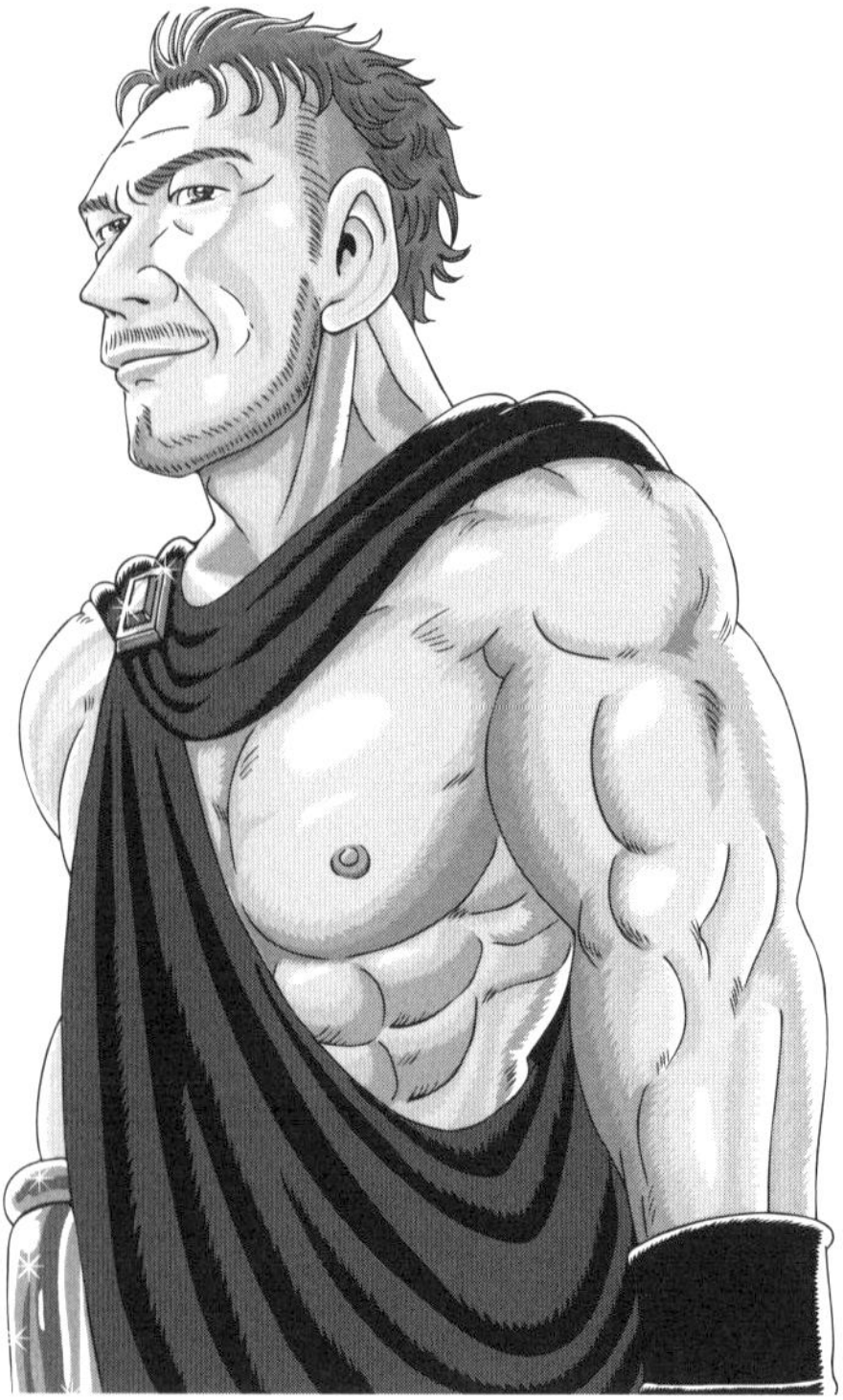

4

ボディビル界のレジェンド、シュワルツェネッガー神話

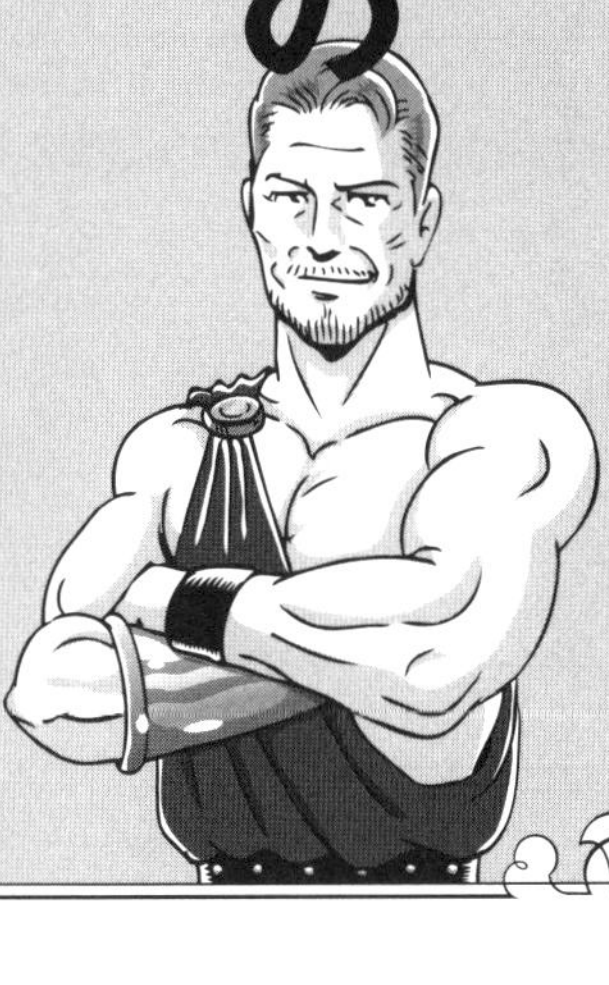

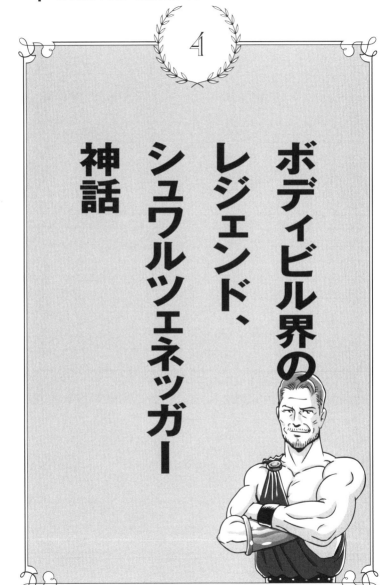

●「筋トレ」がハリウッドを変える

同じように肉体派アクション俳優として成功をおさめたもう一人のヒーローがいます。アーノルド・シュワルツェネッガー。一九四七年生まれ。スタローンより一才下の七〇才。こちらも、そんな年齢に見えない若さです。

オーストリア生まれ。一九六二年、ウェイト・トレーニング開始。一九六八年、わずか二〇ドルをポケットに、渡米。本格的にボディビルに取り組む。早朝「筋トレ」をして大学へ。帰宅したらまたトレーニングの日課を送る。

動機は、やはり肉体派俳優スティーヴ・リーヴスの主演映画。その肉体美に憧れた。

「……ボディビルの歴史においても、とくに重要な人物と見なされている。ボディビルダーとして与えた影響は計り知れず、『ボディビル・フィットネス』をアメリカ合衆国に普及させ、アメリカ人の意識を変えた、とされる。その結果、ハリウッド映画界において、肉体派俳優という新たなジャンルを開拓することに成功。とくに昨今のハリウッド映画では、出演の役者の肉体改造が当たり前となっているが、それもシュワルツェネッガーが最初に映画界に本格的なトレーニングを持ち込み、元祖、肉体派俳優として活躍した結果である」（「ウィキペディア」より）

彼は映画デビュー前から、ボディビル界のレジェンドでした。

世界最高峰『ミスター・オリンピア』チャンピオンに連続六連勝という驚異の記録を打ち立てています。

そして、一九八二年、映画『コナン・ザ・グレート』の筋肉隆々の剣士役で人気を不動のものにします。

その後、当たり役『ターミネーター』シリーズなどの大活躍は、もはやいうまでもない。ギャラも『ターミネーター3』では三〇〇〇万ドル（約三三億円）とハリウッド記録を更新しつづけている。

●女にもて子沢山の絶倫ぶり

映画界を代表する肉体派俳優二人に共通するのは、七〇才以上と思えぬ若々しさです。それは、鍛えた筋肉が、若さを保つことを、証明しています。

そして、蛇足ながら、二人とも実に女性にもてる。

シュワルツェネッガーは、一〇人以上の女性との浮き名や隠し子まで報道される艶福ぶり。離婚にまで追い込まれた、という落ちがつく。

スタローンも計三回の結婚歴があり、二男三女をもうけています。

まあ、世界的大スターならでは、というべきか。肉体のたくましさ、若々しさを考えれば、精力絶倫なのも、とうぜんかもしれません。

以上――。

ハリウッドの二大肉体派スターのサクセス・ストーリー。

「オレには、ムリだわ」と天を仰ぐのも、とうぜんです。

彼らは、あの驚異的肉体をつくり上げるのに、驚異的努力を投入してきたのですから。スタローンは、週に六回のジム・トレをいまも欠かさない。彼らにとって、鍛えた肉体は、まさに俳優としての〝商売道具〟。日々、手入れを怠らないのはあたりまえ。さらに、盛り上がった筋肉美は、アイデンティティーそのものなのです。

5

「ソフト筋トレ」は だれでも、いつでもできる

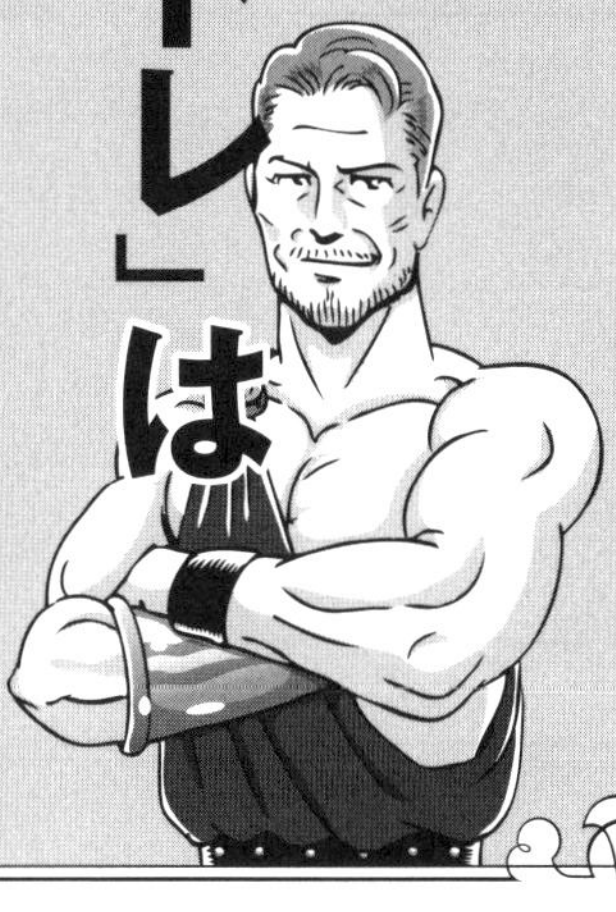

●体とサイフにやさしい

おすすめするのは、このような「ハード筋トレ」ではありません。
だれでも、かんたんにできる「ソフト筋トレ」です。
それは、ライザップが行っているジム・トレとちがいます。
だれでも、いつでも、どこでも……できる。
そんな、体とサイフにやさしい「筋トレ」なのです。
それは、トレーニング・ジムに通う必要もありません。
トレーナーにつく必要もない。いろんな器具も買わなくていい。
ダンベルもいらない。エキスパンダーすらいらない。
そんな「筋トレ」あるのかい？　あるのです！
それが、本書でおすすめするアイソメトリックス（静的筋トレ）です。

●八割以上の力を五秒以上加える

「筋肉は、最大負荷の八割以上の力を、五秒以上加えると、急速に発達する」

これは、運動生理学でも認められている原理です。

わたしは、二〇代から、このアイソメトリックスで筋肉を鍛えています。

だから、四〇年以上もつづけてきたことになります。

だからといって、特別のことをしてきたわけではありません。

一日のうちに、気がむいたときに、エイッとばかりに、目的とする筋肉に五秒以上思いっきり、力をこめる。ただ、それだけです。

なるほど、「ソフト筋トレ」ですから、肉体派俳優みたいな、超ムキムキボディにはなりません。また、ああいう人間ばなれした肉体になる必要もありません。

体が売り物のアクション俳優ではないのですから。

6

「貯金」より「貯筋」！筋肉は〝老後の資産〟だ

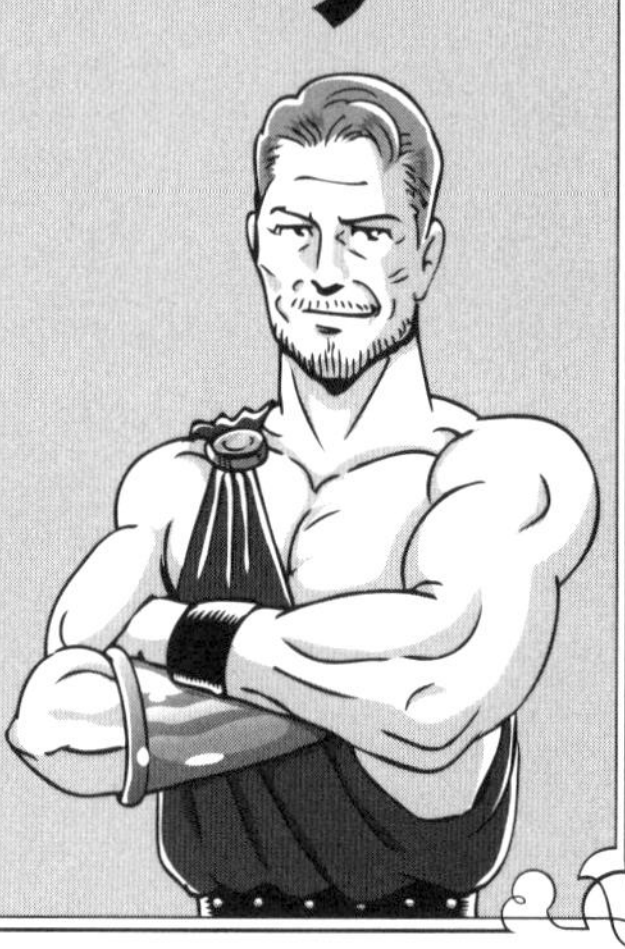

●「健康」と「若さ」が貯まる

わたしが、「筋トレ」をすすめる理由は、筋肉美をこれみよがしに見せることではありません。その意味では、ボディビルディングとは、目的が異なります。

「ソフト筋トレ」つまりアイソメトリックスの目的は、一にも二にも、すこやかな人生の達成です。わかりやすくいえば、健康人生の確立です。

それは、成功人生の確立ともいえます。

健康なくして、人生の成功はありえない、からです。

それと、いつまでも、若々しく生きるためです。

本書のタイトルを『60（カンレキ）すぎたら本気で筋トレ！』としたのは、訳《わけ》があります。「貯金」より「貯筋」……！

つまり筋肉は〝老後の資産〟だからです。

「まえがき」で書いたように、「お金」はいくら貯めても「健康」は、貯まりません。

しかし、「筋肉」を貯めると、まちがいなく「健康」は貯まるのです。

そして、「筋肉」を貯めると、まちがいなく「若さ」も貯まります。

●ムキムキ野郎とガリガリ野郎

イメージしてみてください。
目の前に二人の男性がいます。どちらも還暦すぎの同年輩です。
一人は肩幅がせまく痩せぎすです。もう一人は肩幅がひろく筋肉質です。
どちらが、若く見えるでしょう？
いうまでもなく、筋肉質の男性が若く見えます。
骨細い男性は、いやでも老けて見えます。
つまり、ムキムキ野郎は、ガリガリ野郎より、若く見えるのです。
力強い筋肉のついた体型と、貧相な体型では、比較になりません。
その差は、いったい何でしょう？
いうまでもなく、筋肉量の差です。
なるほど、見た目が若く見える。でも、それだけではありません。

7

筋肉量二倍×運動量二倍で四倍若返る！

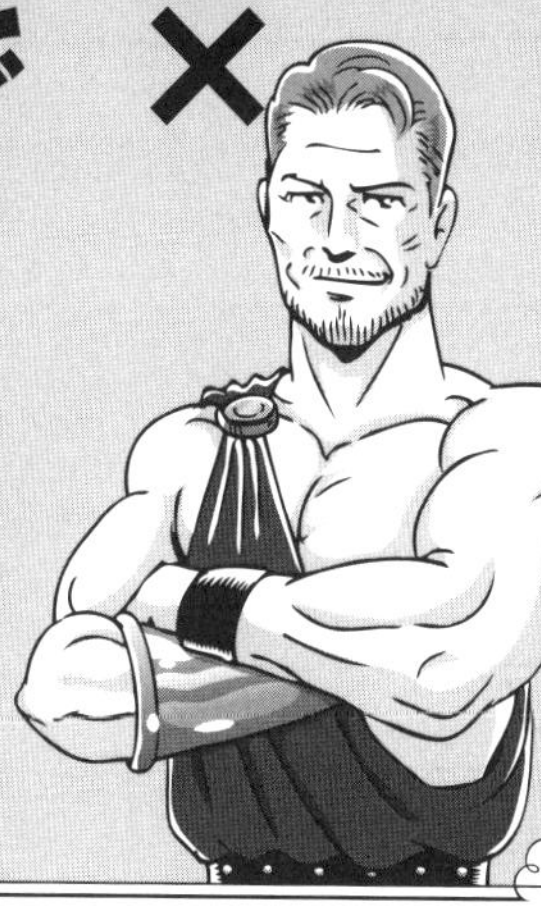

●若返りホルモンが放出される

前に述べたように、近年の研究で、筋肉からは〝若返り物質〟が分泌されていることが、判明しています。それが、〝筋肉ホルモン〟です。

学名で〝マイオカイン〟と呼ばれる活性物質です。

その〝若返りホルモン〟の分泌量は、筋肉量に比例することがわかっています。

筋肉が二倍に増える。すると〝若返り物質〟も二倍に増えます。

つまり、二倍、若返るのです！

また、この活性物質は、筋肉の運動量に比例します。

二倍動かせば二倍放出される。だから、筋肉を倍増して、二倍「筋トレ」すれば、単純計算でも四倍若返る……というわけです。

同じことは、女性にもいえます。

なるほど、ホルモンの関係で、女性は男性みたいにムキムキになることはありません。しかし、ひきしまった筋肉をつけることは可能です。

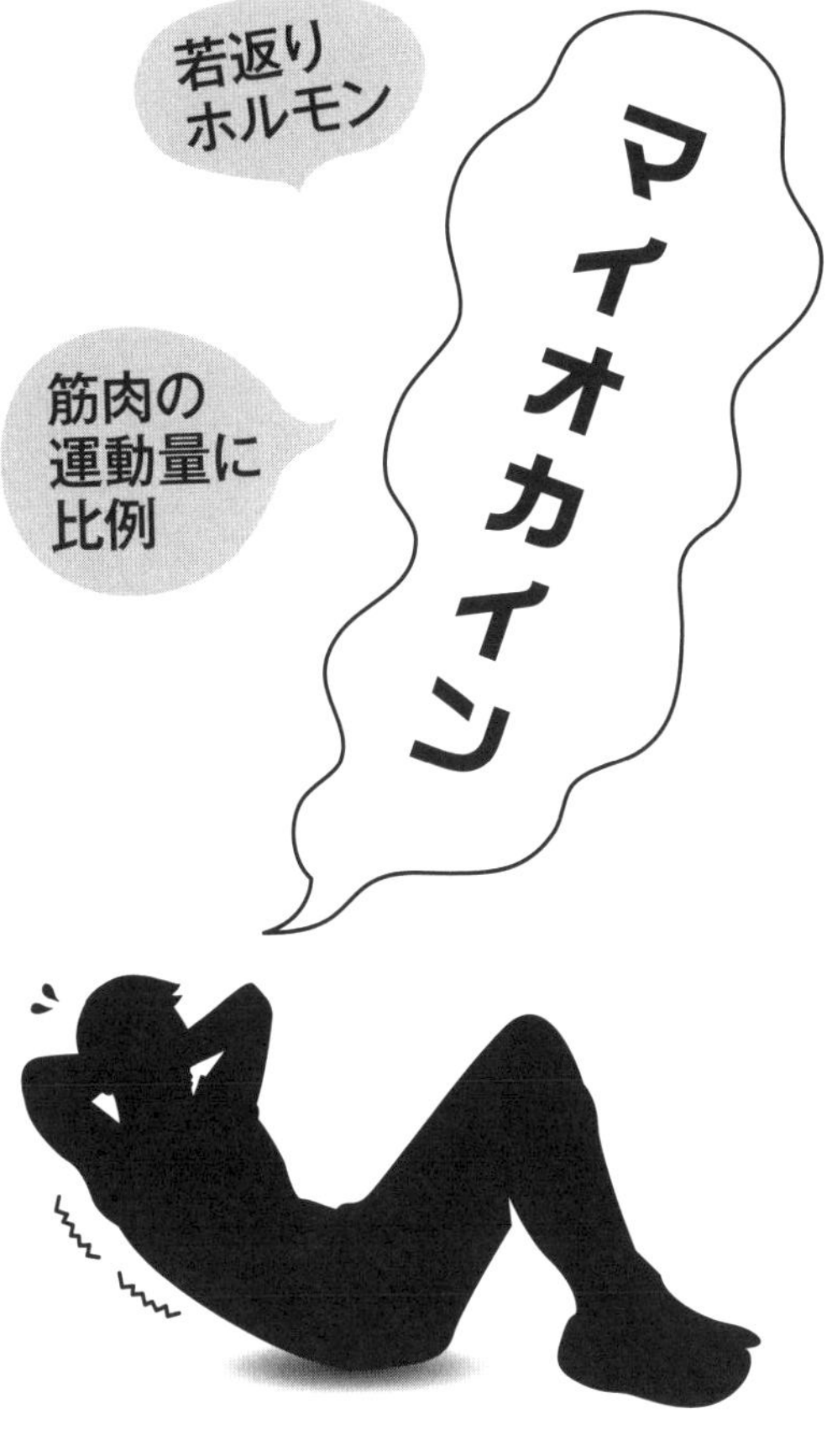

筋肉を二倍動かせば
マイオカインは二倍放出される

痩せぎす女性と、ひきしまった女性……どちらが若く見えるか？

もはや、いうまでもありません。

では――。肥満体型と筋肉体型を比較してみると、どうでしょう？

やはり、男女とも、しまった筋肉質の方が、若々しい。

●「貯筋」資産は長寿も保証

筋肉美は、健康美です。

理由は、筋肉から健康と若さを維持するホルモン、〝マイオカイン〟が分泌されるからです。

健康と若さを保つ方法は、一つしかありません。筋肉を育て、保つことです。

貯めた「貯金」は、あなたの若さを保証しない。

けれど「貯筋」は、あなたの若さを保証します。


――「筋肉」を〝老後の資産〟とすべきです――

この〝資産〟は、うれしいことに、あなたの長寿までも約束してくれます。
「筋肉」には、ガンをはじめ、一〇大疾病《しっぺい》を防いでくれる効果があります。
これらの病気は、すべて寿命をちぢめる生活習慣病です。
しかし、日々の「筋トレ」習慣を実践するだけで、奇跡が起こります。
一〇大疾患を防ぎ、改善することが、できるのです。
自然な食事をして、「筋トレ」と「運動」をすればよいのです。
最近、世界中の医学界が、この「筋トレ」「運動」に注目しています。
研究者たちは、あらためて、その医学的効果に驚嘆しているのです。

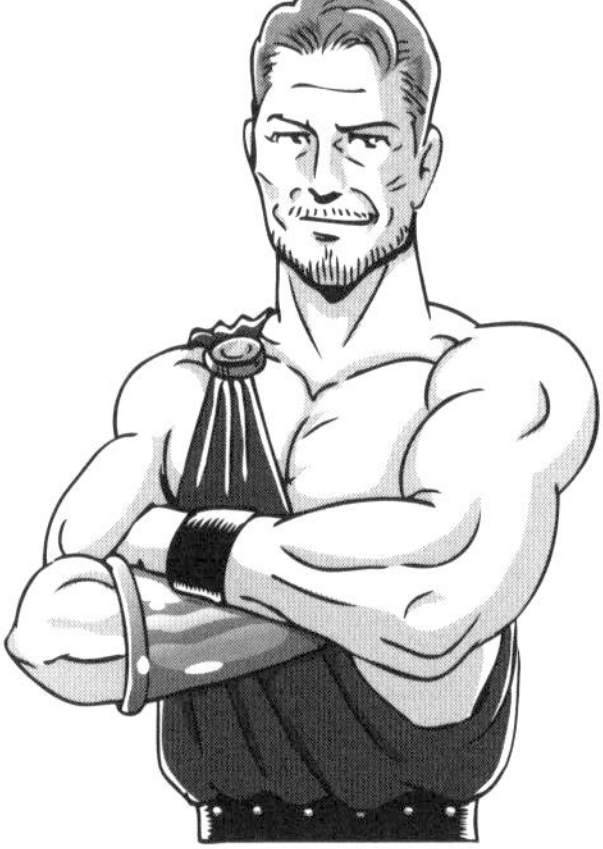

第2章

還暦すぎても、マッチョになれる

——筋肉は使えば発達する、使わなければ衰える

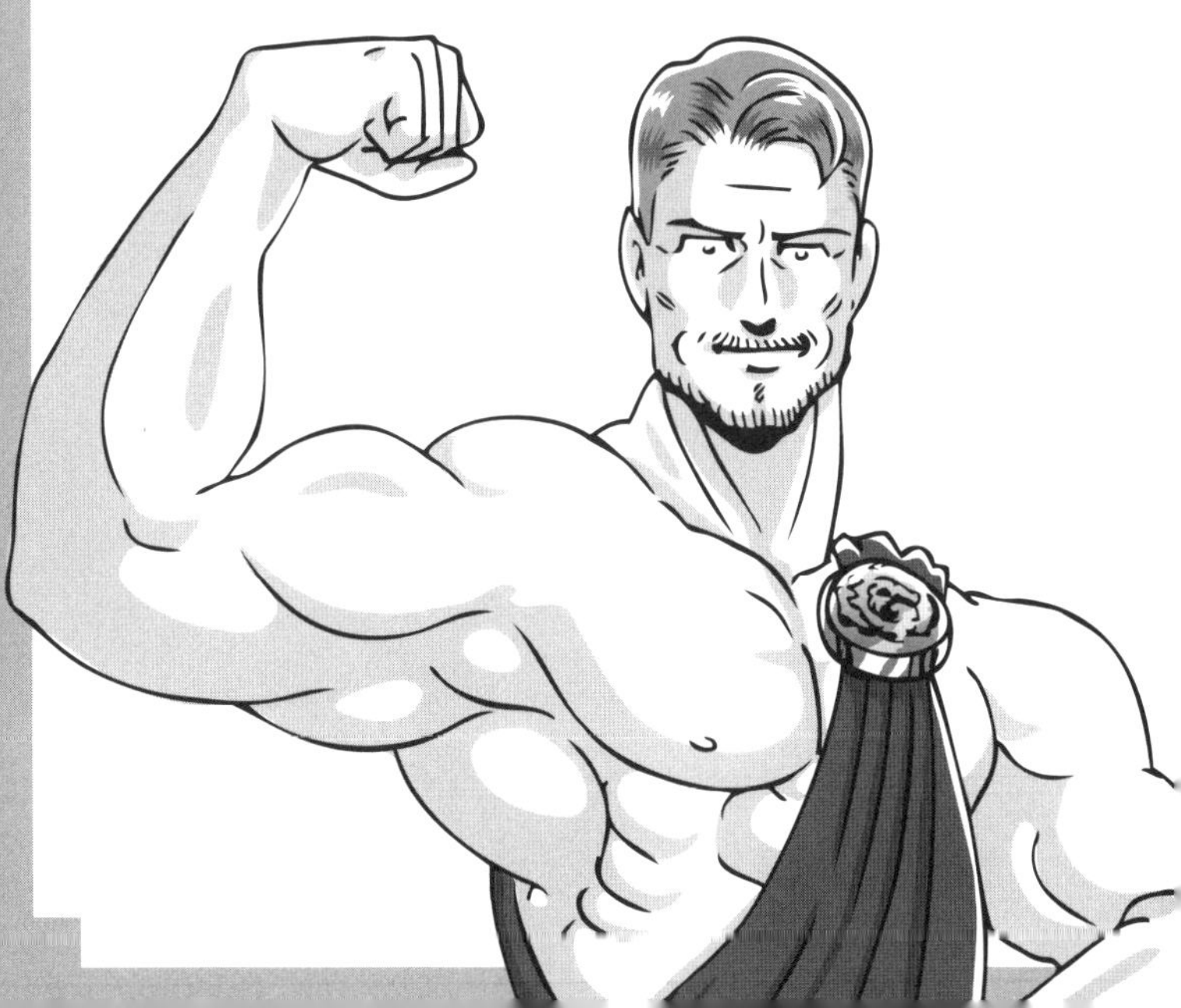

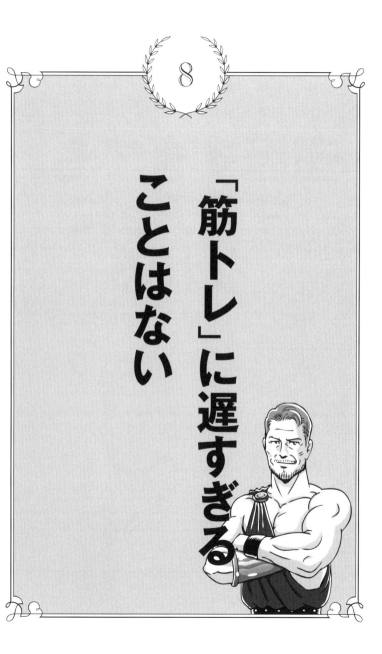

8

「筋トレ」に遅すぎることはない

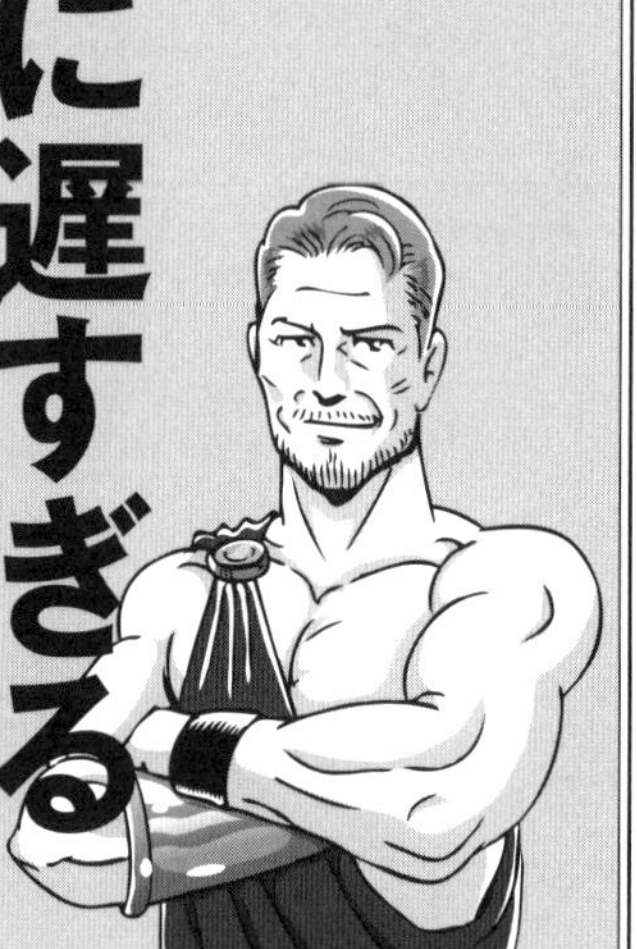

●筋肉は老化せず退化する

「筋トレ……？　オレはもう還暦すぎだからムリだわ」

ため息まじりで、あきらめ顔の方もいるでしょう。

あるいは――。

「こう見えても、若いころは柔道四段。インターハイで準優勝したんだゾ」

自慢じゃないが……と断って自慢するところが、なんとも微笑《ほほえ》ましい。

いっぽうは、あきらめ組。もういっぽうは、自慢組。

どちらも、残念ながら、まちがいですね。

まず、還暦すぎても、「筋トレ」は有効です。

「筋トレ」するほど、あなたは筋肉がみるまに発達するのを実感するでしょう。

さて、昔はマッチョだった、と自慢するあなた。それは、なんの自慢にもなりません。インターハイに出ようが、出まいが、なんの関係もない。

昔とった杵柄《きねづか》は、やはり、昔の杵柄でしかない。

自慢話では、役立っても、いまの生活には、なんの役にも立たない。

なぜなら——筋肉は、「老化」しないが「退化」する——からです。

「老化」しない、とは何才になってからでも発達する、ということです。

「退化」する、とは何才でも、使わなければ衰退する、ということです。

だから、還暦すぎた方が「もう、年だから筋トレなんかムリ」というのは、まちがいなのです。

●お箸のような両足だったが

「きんさんの筋トレ」という有名なエピソードをご存じですか?

「成田きんさん、ぎんさん」とは、かつて日本中のアイドルとなった一〇〇才の双子姉妹です。あまりの人気で、テレビCMなどにもひっぱりだこ。

そのとき、妹のぎんさんは、スタスタ歩けた。

しかし、姉のきんさんは、車椅子だった。

負けず嫌いのきんさんは、それが悔しくて、なんとか歩きたかった。

そこで、トレーナーの特別チームが結成された。

実践されたのが「きんさんを歩かせるプロジェクト」。そのとき、きんさんの両足は、まるでお箸のようだった、そうです。

つまり、まったく筋肉が落ちてしまっている……。

その「きんさんの筋トレ」映像が残されています。

ユーチューブで視聴することができます。うつぶせで、筋トレ療法を受けるきんさんも、ニコニコ笑顔で気持ちよさそうです。

それを担当した整体療法師、久野信彦氏が記録を残されています。

『100歳まで歩ける！きんトレ　成田きんさんの筋力トレーニング』（自由国民社）

「筋トレ」と「きんトレ」をかけているところが、ユーモラス。

●一〇〇才すぎてスタスタ！　きんさんの筋トレ

この一〇〇才超のきんさんの「筋トレ」成果は、驚異的でした。

なんと、割り箸みたいに、ほとんど筋肉がついていなかったきんさんの両足に、次第に筋肉が発達してきたのです。

その筋肉は、ゆっくり太くなっていきました。

そして、車椅子でなければ、まったく移動できなかったきんさんは、スタスタと自分の足で歩き始めたのです。

まわりの驚く顔が、目に浮かびます。

こうして、きんさんは、妹のぎんさんに、ひけをとらないほどの活動と愛嬌で人気を博します。テレビCMや出演依頼も、引きをきらず、大人気を集めたのです。

一〇〇才を超えて、歩けなかった長寿者が、「筋トレ」で歩けるようになった。

それは、「筋肉は老化せず」を証明するものです。

だから、「筋トレに、遅すぎる」ことは、まったくないのです。

そして、きんさん、ぎんさん人気姉妹は、その後、驚くほどの長命ぶりをみせたのです。妹のぎんさんは、一〇八才まで、姉のきんさんは一〇七才まで生きました。

いずれも、老衰の大往生です。

双子姉妹は、どうして、これほど長寿を達成したのでしょう?

それは、国民的アイドルとして、マスコミや数多くの人々に注目されたから、といわれています。

人間の欲求の一つに、社会的承認欲求があります。

姉妹も「社会に必要とされている」と感じることで、生命力に〝スイッチ〟が入ったのでしょう。

つまり、「生きがい」「使命感」は、長寿の大いなる原動力になる、ということです。

9

筋肉は使えば発達、使わないと衰える

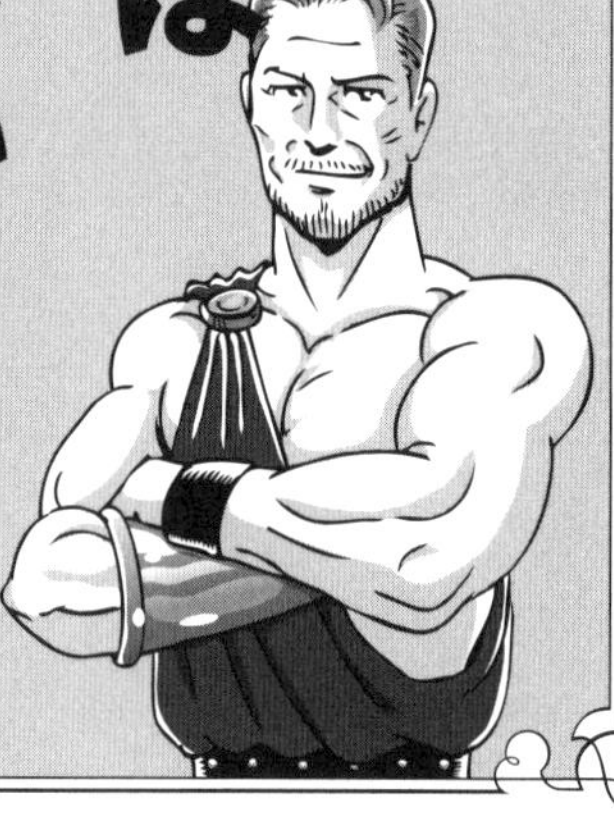

●ラマルクの「用不用説」

「Use it or Lose it」（使わなければ、衰える）という諺があります。

これは、生命の根本原理です。

それを、進化の根本原理だと見抜いたのがラマルクです（ジャン＝バティスト・ラマルク 一七四四〜一八二九）。

それは「用不用説」として、有名です。

「……生物個体において、多用する部分は、次第に発達し、用いない器官は退化し、その後天的《こうてんてき》な獲得形質が遺伝することにより、進化の現象をあらわす、という説」（「デジタル大辞泉」）

「使えば、発達する。使わなければ、衰える」

だれでも経験することです。これは、まさに筋肉にもいえます。

筋肉は、ふだん、使えば使うほど太く、たくましくなっていきます。

「筋トレ」をすれば、あなたも確実にそれを実感できます。

そして、ぎゃくもいえるのです。「筋肉は、使わなければ衰える」

その典型が、入院生活などで起こります。患者を寝たきりにする。

すると、みるみる患者の全身の筋肉は、衰えて、痩せ細っていきます。

その急速な衰弱ぶりは、恐ろしいほどです。

その最悪例が、寝たきり老人でしょう。手足をまったく動かさないため、それは枯れ木のように固まってしまいます。それを、医学用語で「廃用萎縮」と呼びます。

まさに「使わなければ、衰える」――その残酷な例証です。

それが、生命の根本原理なのです。ラマルクの「用不用説」は正しかったのです。

●生命現象とは「新陳代謝」

ラマルクの「用不用説」は、毎日の生活の中でも現象として現れています。

まさに「新陳代謝」作用がその現れです。

それは「新」(新しいもの)と「陳」(古いもの)が、次第に入れ替わる(代謝する)

ことです。

つまり、「生体が、生存に必要な物質を体内に取り入れ、用済みとなった古い物質を体外に出す現象」を指します。

それは、体内では、内臓、器官、組織、細胞レベルでも行われています。

「細胞代謝」といえば、細胞一個一個の「新陳代謝」を指すのです。

さらに「代謝」とは、大きく「同化」と「異化」に分けられます。


「同化」：外から取り入れられた新しい物質が、生体を構成する。

「異化」：内から取り出された古い物質が、生体から排出される。

10

一方で「破壊」、他方で「修復」のくり返し

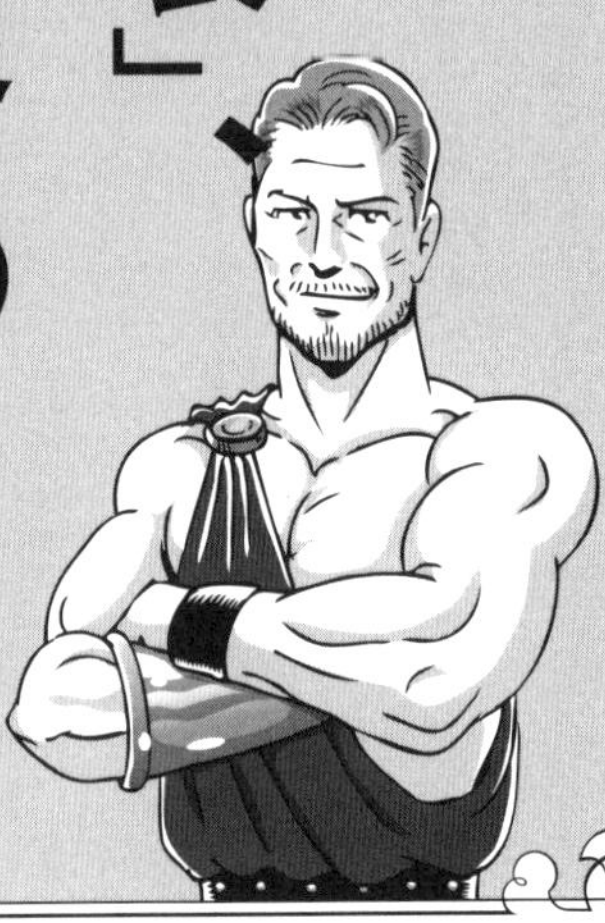

●命は「生々流転」「千変万化」

生体内で、この「同化」「異化」作用は、毎日、日々刻々行われています。

体中のあるゆる組織が、新しいものを取り入れ、古いものを取り出す、新陳代謝をくり返しているのです。

それこそが、生命現象の根源といえます。

つまり、生命とは、一種の〝流れ〟なのです。

「生々流転《せいせいるてん》」「千変万化《せんぺんばんか》」とは、仏教用語ですが、それは、生命現象をあらわす言葉でもあります。

古来、「水は三尺流れれば澄む」といわれます。

それは、生命にも同じことがいえます。

ぎゃくに、「水は滞《とどこお》れば腐る」。それは、生命にすれば「病む」ということです。

「上善若水《じょうぜんじゃくすい》」つまり「最上の善は、水の若《ごと》し」とは、老子の教えです。

それは、「最上の生命とは、水の若し」と言いかえることもできるでしょう。

命の流れを滞らせる――それは、まさに病気の始まりなのです。
そして、「生々流転」した生命は同化異化の作用で「千変万化」するのです。

●骨組織の「生成」「破壊」

こうして、内臓、器官、組織も新陳代謝、同化異化の作用で千変万化しています。

たとえば、骨組織にも同様のことが起こっています。

「同化」を促進するのが「骨芽細胞《こつがさいぼう》」です。

「異化」を促進するのが「破骨細胞《はこつさいぼう》」です。

つまり、毎日、骨組織の中では、「生成」と「破壊」が併行して行われているのです。

「筋トレ」で筋肉を強化すると、それに付随して骨に負荷がかかります。

すると、「骨芽細胞」が「破骨細胞」より優位になり、骨は強化されていきます。

寝たきりなどで、筋肉が弱化すると、骨への負荷が弱まり、今度は「破骨細胞」が優位になります。

すると、骨組織の「異化」作用が加速され、骨からカルシウムなどが脱落し、骨組織がスカスカになります（脱灰現象）。

それが、脊椎骨《せきついこつ》で起こると、体重圧力に負けて、おのおの、椎骨が圧縮されます。

これが、圧迫骨折です。

本人には、まったく痛みも自覚もないので、別名〝いつのまにか骨折〟と呼ばれるのです。

11

筋肉も「破壊」と「修復」で増大する

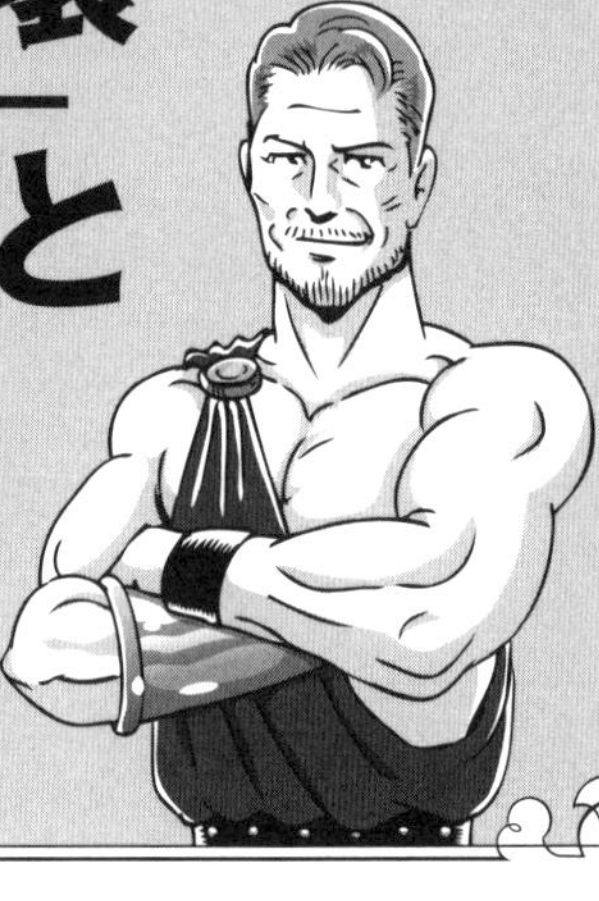

●「筋トレ」で増強のしくみ

同じように筋肉にも「破壊」と「修復」が行われています。

筋肉組織は、「筋トレ」をすると一部「破壊」されます。

筋肉を使いすぎると、筋肉痛を感じることがあります。

それは、その筋肉「破壊」を痛覚で知覚しているのです。

それから、破壊組織は、一〜二日の「休息期間」を経て、ゆっくり「修復」されていきます。「筋トレ」により、まずは筋肉は「破壊」されます。

そのため、筋肉総量は、「筋トレ」前より一時的に減少します。

しかし、休息期間の「修復」を経て、今度は、筋肉はトレーニング以前より増大するのです。これを「超回復」と呼びます。

つまり……「破壊」→「休息」→「修復」→「増大」→「超回復」……というプロセスをたどって、筋肉は増強化されるのです（通販サイト「Cramer Japan」より）。

●「超回復」に「休息」が必要

〈グラフ1〉は、「筋トレ」と「筋量増大」の変化です。

左側のA点が、「筋トレ1」をする前の筋肉量です。「筋トレ」をすると、筋肉「破壊」により、一時的に筋肉量はB点まで落ちます。

その後、A点と同じ筋肉量のC点まで上昇します。

最後に「超回復」が起きることで、筋肉量は、さらにD点まで上昇します。

CからDへの「超回復」を起こすために必要なのが「休息期間」(一、二日)です。

つまり、「筋トレ」には、「休息」というインターバルが必要なのです。

この「休息」と「超回復」原理を応用して、「筋トレ2」、「筋トレ3」……と、トレーニングを加えていけば、効率よく、確実に、筋肉量を増大させることができるのです。

その秘訣は、筋肉量の「超回復」のための「休息」期間を、必ず設けることです。

この段階的な「筋トレ」方法は、アイソメトリックスにも応用できます。

〈グラフ1〉「筋トレ」と「筋量増大」の変化

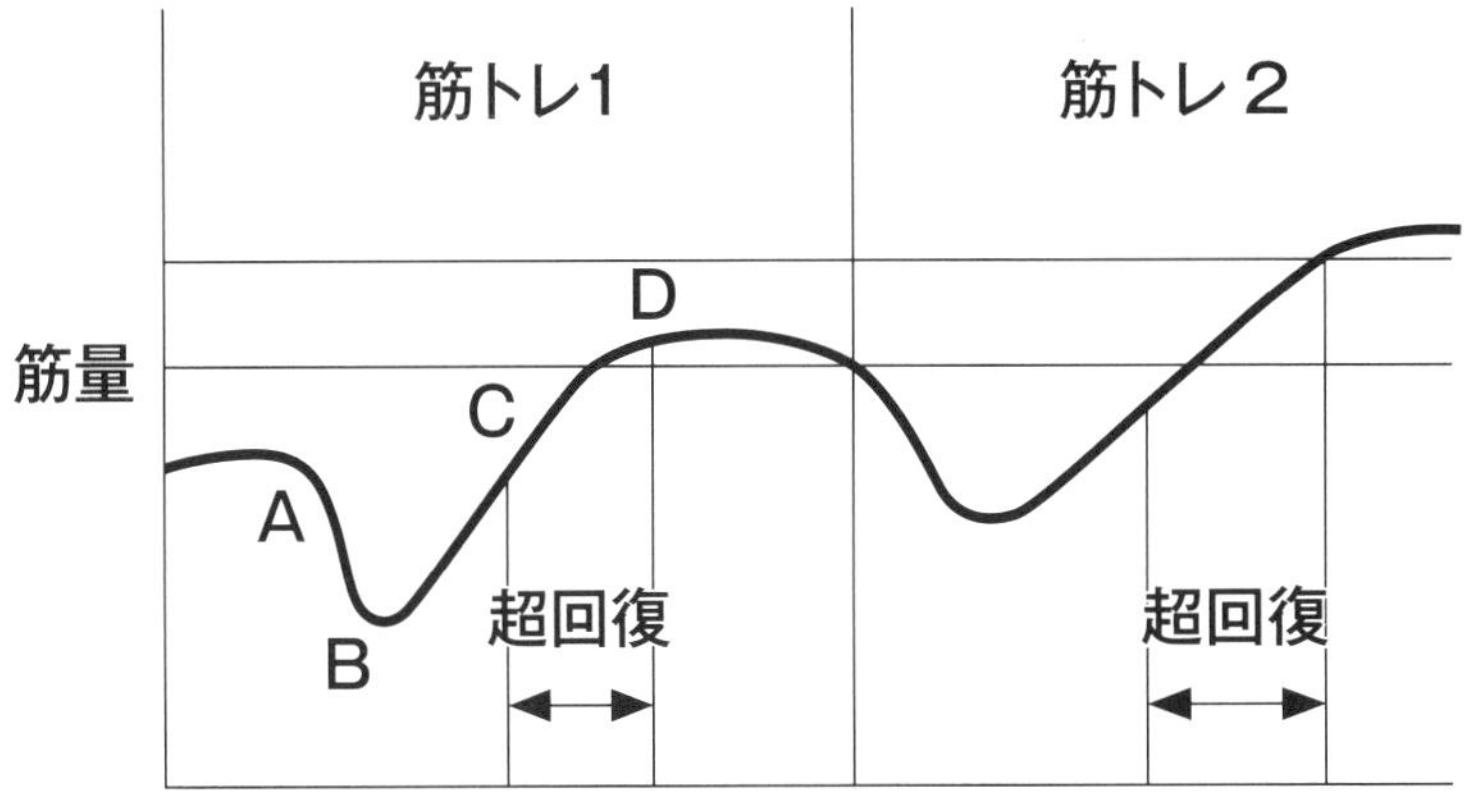

この「静的筋トレ」は、一日一回、筋肉最大負荷八〇%以上を五秒以上加えます。

そして、後は何もしません。

つまり、「筋トレ」のあと、長い「休息」期間を置く。その間に、負荷で破壊された筋肉は「休息」期間内に「超回復」し増大するというわけです。

●やりすぎは筋肉を弱らせる

だから、「筋トレ」には、一にも二にも回復のための「休息」が必要です。

その「休息」を無視すると、「筋トレ」は逆効果になります。

練習熱心なあまりに、「休息」をとらずに、トレーニングに熱中すると、筋肉を減らしてしまいます。

「休息」を少ししかとらず、筋肉の「修復」や「超回復」が起こる前に、次のトレーニングを行ってしまうと、筋肉は再度、破壊されてしまいます。

もともとの筋肉量より、少なくなってしまうのです。

同じことをくり返すと、「筋破壊」だけが進行するため、予想に反して筋肉量は、減りつづけていくのです。

筋肉を回復させるには「休息」が必要です。

「休息」を入れることで少ないトレーニング量で、より効率よく、筋肉を増加させることができるのです。

そのためには、一〜二日間の休息を筋トレの間で、しっかり取ることです。

すると、じつに効率よく、筋肉を発達させることができます。

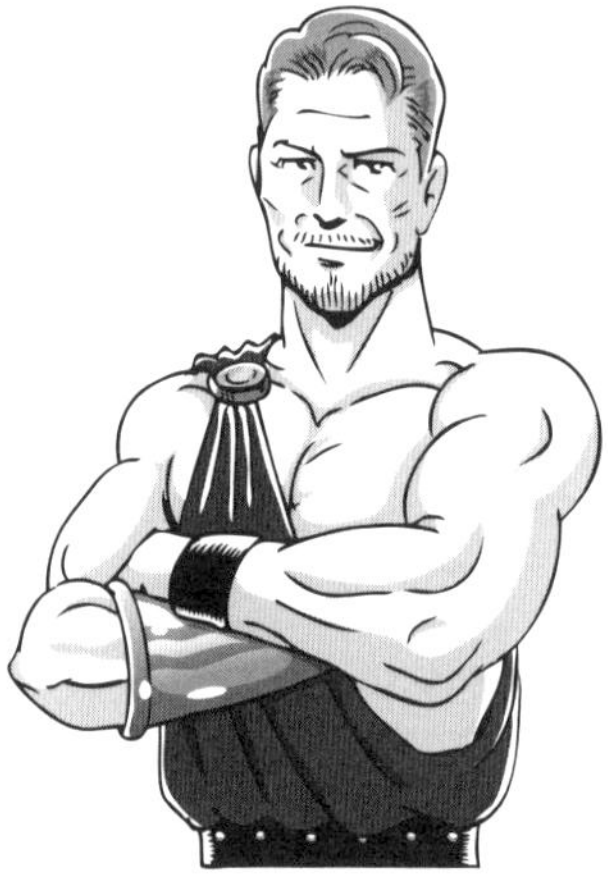

第3章

まずは、「力こぶ」から、始める「筋トレ」

——思いっきり、プルプル力をこめてみよう

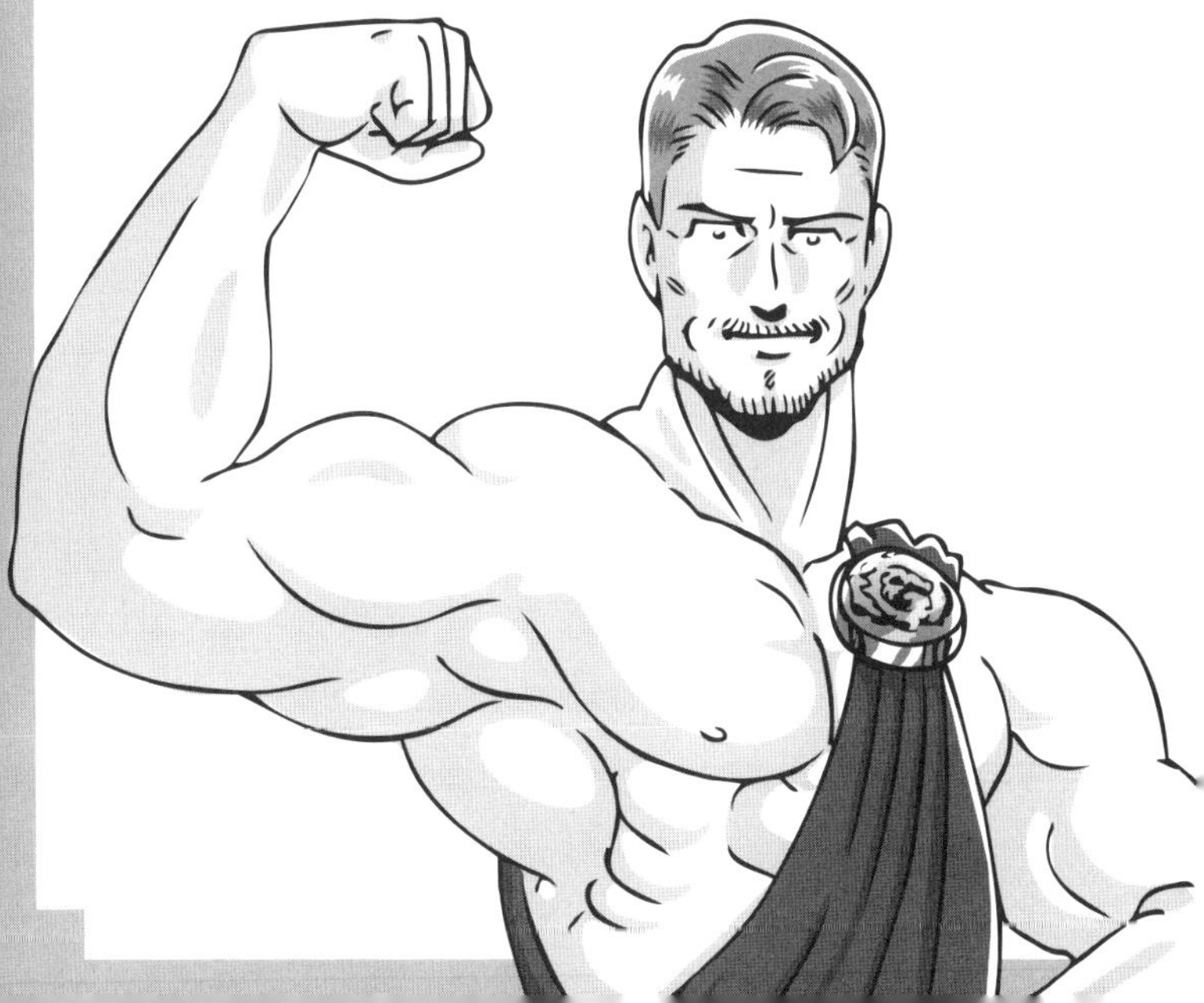

12

いつでも、どこでもフンムッ！と両腕に力

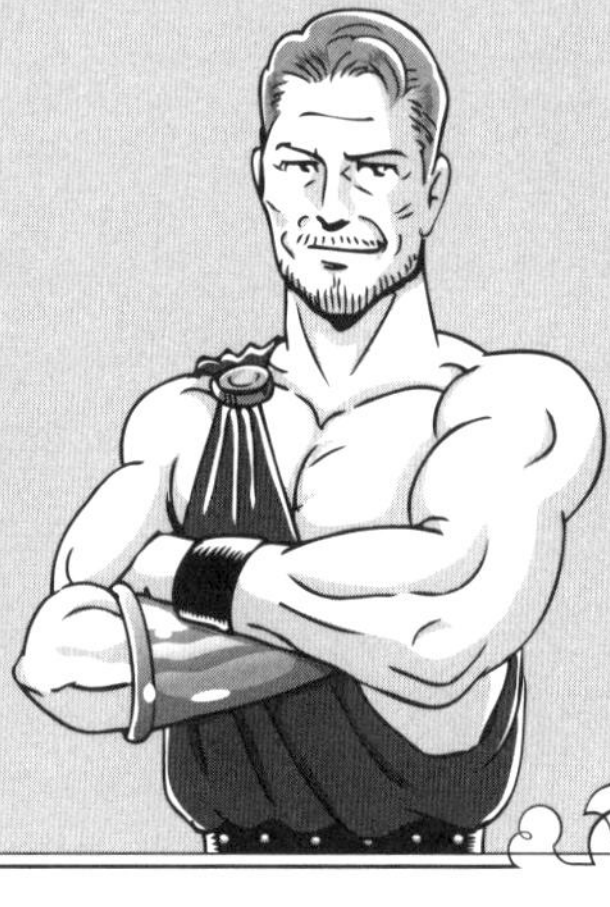

「さあ！いまやるぞ」力こぶ

「筋トレなんて、やったことねぇなあ」
あなたは、ここまで読んでも、ヤル気半々でしょう。
「いったい、どうしたらいいんだい？」
かんたんです。いま、この瞬間から「筋トレ」できます。
それは、両腕に力こぶをつくることです。
それも、力いっぱい「このヤロー！」という感じで、思いっきり力をこめます。
両手のこぶしは、内側に向けて握りしめます。
さあ、ソレッと両腕全体に力を入れます。
プルプル両手のこぶしが、ふるえるくらいがちょうどよろしい。
そのとき、息はフンムッとばかりに、止めます。
これは、ヨガでいう〝クムバク〟という息止め法です。
重いものなど、持ち上げるとき、知らずに息を止めて力をこめますね。

あれと、同じことです。それだけ、筋肉に力を集中できます。
力こぶなら、いつでも、どこでも、できますね。
さあ、さっそく本を置いて、やってみましょう。
「いち、にぃ、さん、しぃ、ごぉ……」。
心の中で、ゆっくり数えて、思いっきり力をこめます。
力こぶで、盛り上がり、ふくれるところを専門用語で上腕二頭筋といいます。

●ターゲットの筋肉に意識集中

おそらく、いまのあなたの上腕二頭筋は、アチャーと思うほどたよりないでしょう。
「〝こぶ〟というより〝すじ〟だよなあ」
あなたは、ため息がでるかもしれませんね。
しかし、だれでも、最初はそんなものです。
それでも、思いっきり力をこめる。
二頭筋にググッと力が入ったのを実感できるはずです。

筋肉にかかった力を体感する。それは、〝効いてる〟証拠です。

つまり、ターゲットの筋肉に意識を集中する。

これは、「静的筋トレ」アイソメトリックスの基本です。

両腕に力こぶ……のポーズは、アイソメトリックス基本形「勝者のポーズ」です。

ボクシングなどで、相手をノックアウトする。

選手がコーナーリングに飛び乗って、観客に向かってとるガッツポーズが、それです。

どうだ、見たか！ 不敵なまなざしで、胸をそらして、両手を掲げる。

相手を倒したチャンピオンの、だいごみですね。

「力こぶ」から始める「筋トレ」

1 両手のこぶしを内側に向けて握りしめる

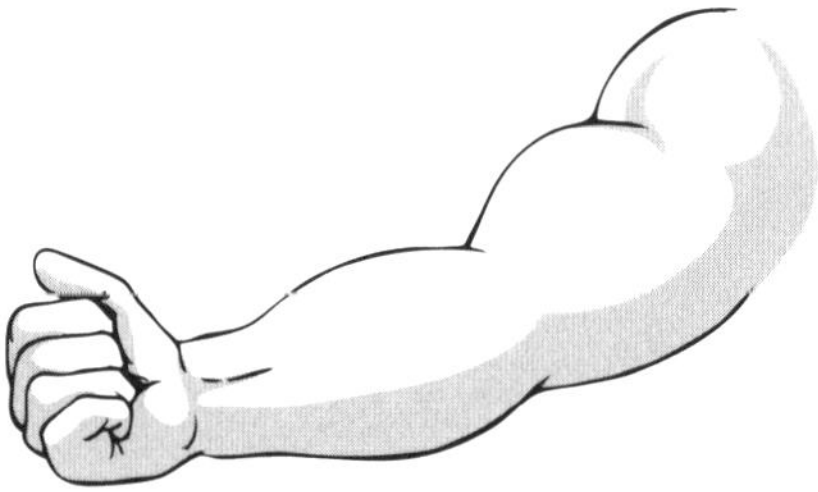

2 ソレッと両腕全体に力をいれる

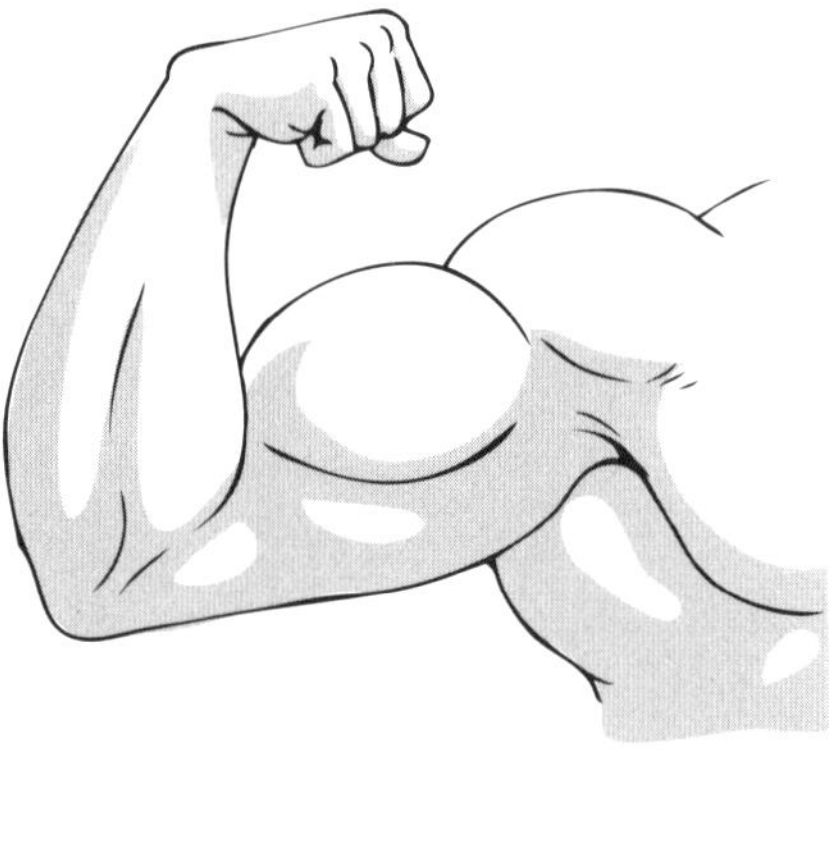

3

息を止めて
フンムッ!と力をこめる

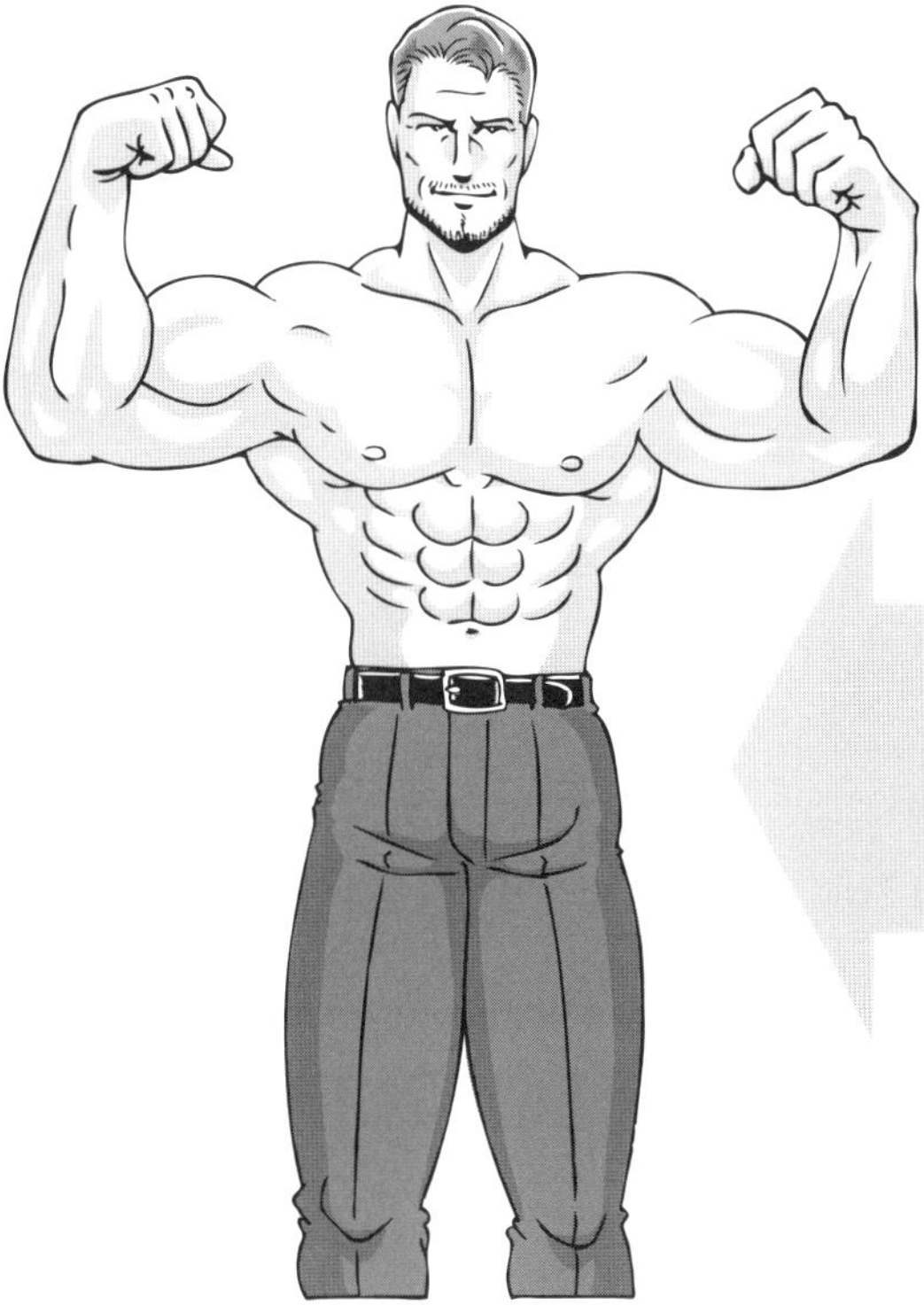

筋肉に意識を集中する!

13

力こぶで、上半身はめきめきたくましくなる

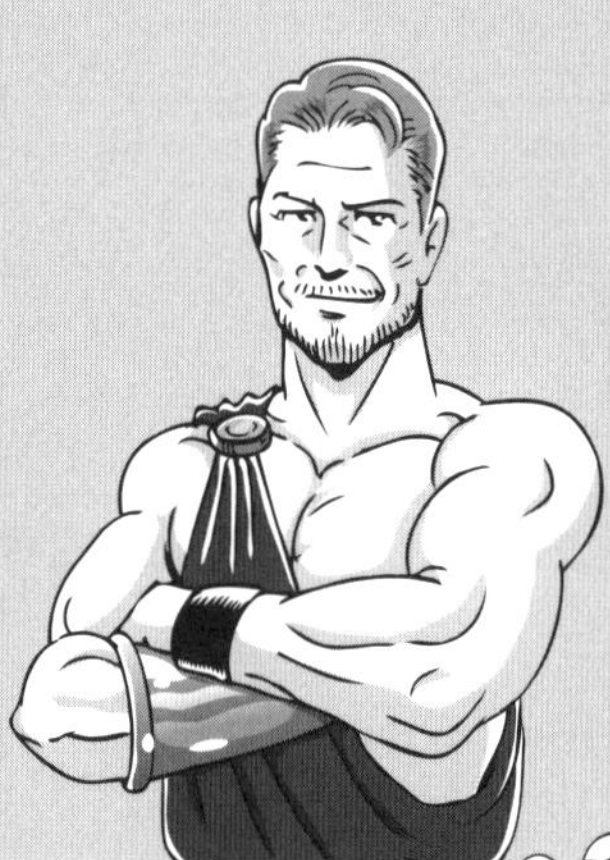

●まず、両腕全体強化につなぐ

「筋トレ」の第一は、それをクセにすることです。

クセとは、本人がやろうと思わなくても、無意識にやっている……。

そんな、習慣にする。

よく、三日坊主といいます。つまり、やろうとしても、三日くらいで、あきらめる。投げ出す。だれでも、習慣にするには、一定の期間が必要です。

だから、「力こぶ筋トレ」がクセになるまでは、意識的にフンムとやることです。

力こぶグセがつくと、上半身が、本人も驚くほど変化していきます。

「力こぶ筋トレ」つまり「勝者のポーズ」は、上半身強化のベスト方法だからです。

①「二頭筋」：まず、最初は、文字通り、力こぶ（上腕二頭筋）だけに、力と意識を集中します。

日々、力こぶが、次第に盛り上がってきます。

「筋トレ」の効果が着実に上がってきたのです。

すると、それが励みになってきます。

次は「力こぶ筋トレ」発展系、第一段階です。

②「上腕」：二頭筋（こぶ）だけでなく、上腕全体が太くなってきたのを実感するでしょう。

なれてくると、力こぶだけでなく、上腕全体に力をこめられるようになります。

③「前腕筋」：つづいて、上腕から前腕筋にまで、力をこめるようにします。

④「両腕」：両こぶしも内側に向けて力をこめる。

つまり、両腕全体にエイヤ、プルプルと満身の力をこめる。

こうなると、両腕全体の筋肉強化になります。

注意すべきは、「両腕筋トレ」では、どうしても利き腕に力が入りがちです。

右利きの場合は、左腕の力こぶ強化を、多めに意識的に行います。

左右の腕の筋肉が、アンバランスにならないように、配慮します。

●胸、肩、腹から「体幹筋トレ」へ

次には、力こぶ強化法の発展系、第二段階です。

①「**胸筋**」:両腕全体に力をこめるとき、両胸の筋肉（大胸筋）にも、力をこめます。

両胸の筋肉が盛り上がるのを、実感できるはずです。

つまり、このとき、両腕全体と両胸筋を同時に「筋トレ」しているのです。

②「**肩筋**」:さらに、首両側の肩筋肉に力をこめます（正式名称:僧帽筋）。

両肩がグッと盛り上がってくるはずです。

これで、両腕、両胸、両肩の筋肉を同時に、鍛えているのです。

両腕を上げたポーズではなく、両腕を前に回してググッと力をこめます。

よく、空手選手が行う「押忍《おす》」の構えですね。

さらに、鍛える筋肉は、拡大していきます。

③「**腹直筋**」:いわゆる腹筋です。以上の上半身筋肉にクムバクで、力をこめるとき、

その力を「腹直筋」にもこめます。

腹筋が縦にグッと腹腔に引っ張り込まれるのをイメージします。

このとき、コツはお尻（肛門）をしめることです。

それも、肛門が腹腔に吸い上げられる感覚でしめます。

④「臀筋《でんきん》」

…いわゆるお尻の筋肉です。

最後に、この両側の筋肉にも同時に力をこめます。

以上――。

力こぶ強化法が、上腕から下腕まで腕全体、さらに胸筋、肩筋、腹直筋から臀筋まで、拡大発展していることが、おわかりいただけるでしょう。

つまり、力こぶの発展系は、体幹全体の筋肉強化につながるのです。

「静的筋トレ」の秘訣は、目標とする筋肉に意識と力を集中することです。

力こぶ強化法を、上半身から体幹まで拡大する。

それは、意識と全力を上半身のほとんどの筋肉に集中することなのです。

しかし、その時間はアイソメトリックス原理を応用する「五秒以上」です。

だから、それほど大変なことではありません。

力こぶから発展して、「体幹筋トレ」まで、一日わずか、五秒以上でクリアできるのです。それも、ジムにも行かず、一切の器具も用いずに、どこでも行える。

アイソメトリックスの素晴らしいメリットではないでしょうか。

まずは、いま、この瞬間の力こぶから始めましょう。

そのうちに、気づいたら、両腕に力こぶをつくっていた。

そうなります。いつのまにか、力こぶグセがついたのです。

こうなると、こっちのものです。

仕事の息抜きに、力こぶ！　家事のあいまに、力こぶ！

通勤電車を降りたら、力こぶ！　受験勉強の途中に、力こぶ！

散歩の休憩に、力こぶ！……。

このように、力こぶグセのある人と、ない人では、上半身の発達が、天と地ほど、ちがってきます。

とくに、還暦すぎのシルバー世代に、この力こぶグセは必須です。

胸板厚く、肩幅広く、たくましい、セクシーな筋肉ジジィ。

なれるか？なれないか？

それは、この〝力こぶグセ〟にかかっています。

●極太上腕《ごくぶとじょうわん》をつくる

「上腕筋トレ」：右手を左肩にかけ、上腕側筋を鍛える。

これは、力こぶの変形バージョン。

〈左図〉のように、右手の指を左肩骨にかけて右下方に引っ張り、力を入れます。すると上腕側筋（外側頭）がグッと盛り上がり鍛えられます。

やはり、五秒以上、上腕側筋に力をこめて、思い切り下方に力を入れましょう。

これは、上腕を太く、たくましくすることに適しています。

右腕が終わったら、次は左上腕です。

左手の指を右肩にかけて下方に力をこめて、鍛えます。

この「上腕筋トレ」も、いつでも、どこでも、できます。

デスクワークの合間などに、力こぶと併せて行えば、気分転換にもなるでしょう。

いずれも「いち、にぃ、さん、しぃ……」と、ゆっくり数えながら行います。

上腕筋トレ

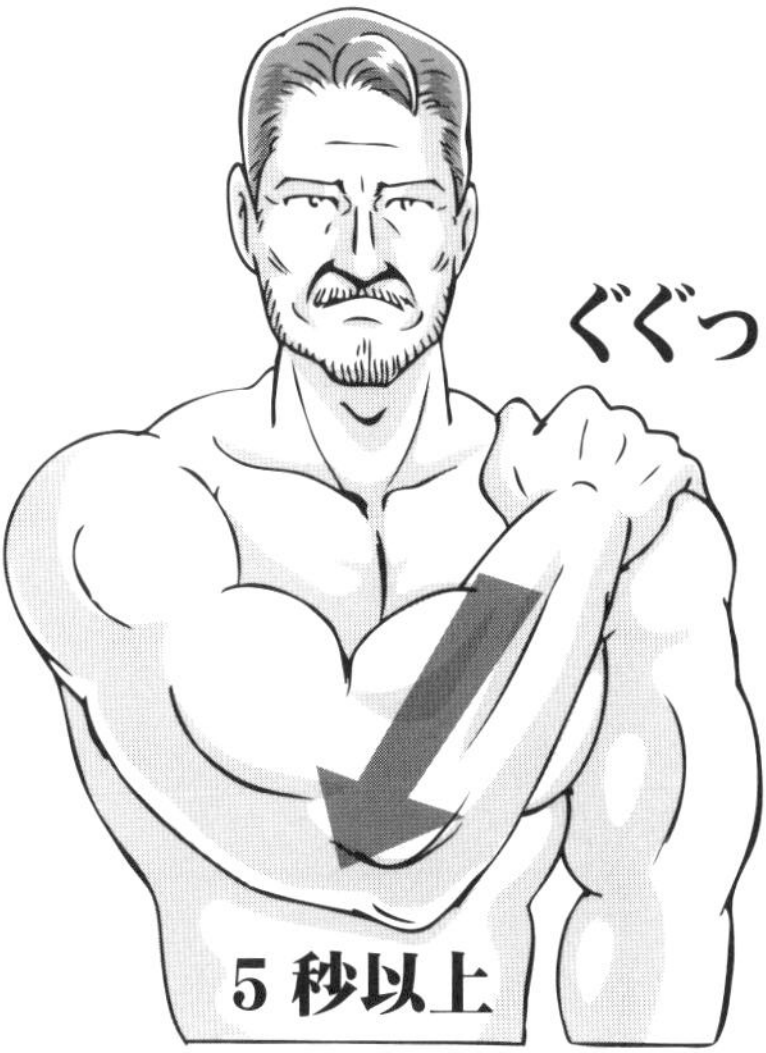

いち、にぃ、さん、しぃ……
ゆっくり数えながらトレーニングをする

一〇秒、二〇秒ていどで終わってしまう、超速筋トレです。

だから、まったく仕事のじゃまには、なりません。

この筋トレを行っていると、ピンポイントで上腕側筋に力をこめるコツがわかってきます。すると、反対の肩先に手をかけなくても、自在に上腕側筋に負荷をかけることが、できるようになります。つまり、これは、上腕側筋の〝力こぶ〟ですね。

極太の上腕は、マッチョの証しです。

映画『エクスペンダブルズ』のスタローンのように、ぶっとい上腕が完成します。

●吊り革を引きちぎるつもりで

「吊り革筋トレ」：電車の吊り革は、思いきり引っ張れ！


これは通勤電車のサラリーマン諸兄にも、おすすめです。

通勤電車では、座席に座ってゆっくり、なんてことは、ほとんどありません。

いやでも、押したり、押されたりして、吊り革のお世話になる。

しかし、せっかく、吊り革を握っているのです。これを筋トレに活かさなければ、もったいない。そこで、「吊り革筋トレ」のすすめです。

鉄棒けんすいの要領で、吊り革を思いきり下に引っ張る。

上腕二頭筋が、ぐっと盛り上がる。つまり、これも「力こぶ筋トレ」の変形バージョン。

通勤の間中、力をこめつづける必要はありません。

やはり、一から五までを、ゆっくり、心の中で数えながら満身の力をこめて下に引っ張ります。

吊り革を引きち切るつもりでやります。

右腕が、終わったら、こんどは左手で持ち替えて、ソレッと渾身の力をこめる。

こうすれば、通勤電車が筋トレ道場に、変身する……というわけです。

●体の軽さで体調チェック

「階段飛ばし」：駅の階段は、二段ずつ駆けのぼる。

わたしは、家の階段も、駅の階段も、二段ずつのぼります。

それも、できるだけ、駆けのぼる。いわゆる、一段飛ばしですね。書斎にこもって、執筆する作業が多いので、足腰を鍛えるため、「階段飛ばし」をしているのです。それは、もうクセづいています。だから、わたしにとって、一段飛ばしの階段のぼりおりは、あたりまえです。

これは、体調チェックにも、役立ちます。

調子のよいときは、駅の階段も、ひょいひょいと、気持ちいいほど、身軽に上れます。しかし、二日酔いなどで、体調の悪いときは、てきめんです。足も体も重く、気づいたときは、一段ずつ上っているのです。

そのときは、飲みすぎなどを、反省して、ゆっくり上ります。

●黒柳徹子さん八四才の秘訣

力こぶ筋トレは、拡大すれば、上半身の体幹強化に有効です。

下半身強化につなげるには、体幹筋肉に加えて、太股筋肉、ふくらはぎ筋なども連動すれば、すなわち、全身アイソメトリックスになります。全身筋をいっぺんに、鍛えるわけです。しかし、これはいうはやすし、行うはなんとか……ですね。下半身は、上半身とは別に、鍛える必要があります。

そこで、わたしが行っているのが「連続五〇回スクワット」です。これも、デスクワークで下半身が弱るのを解消するためです。まず、あごを引いて、背筋を伸ばして立ちます。その姿勢のまま両手を前に伸ばして、ゆっくり、ひざをまげて腰を沈めます。

そして、そのまま脚を伸ばして上半身を持ち上げる。

お尻は後ろに出さないようにします。これを、五〇回つづけるのですが、これは、なかなかキツイ。それでも、歯をくいしばってやります。人間は、脚から老化するといわれます。人体でもっとも太い筋肉は、太股の大腿筋です。それは、細かく、四本あり大腿四頭筋と呼ばれています。もっとも太い筋肉は、もっとも多く若返りホルモンを出してくれます。

実践する黒柳徹子さんの年を聞いたらビックリするでしょう。

なんと一九三三年生まれ、八四才。その驚異的な若さの秘訣も、毎日欠かさないスクワット筋トレだそうです。

連続五〇回スクワット

1

あごをひいて
腹筋をのばして立つ

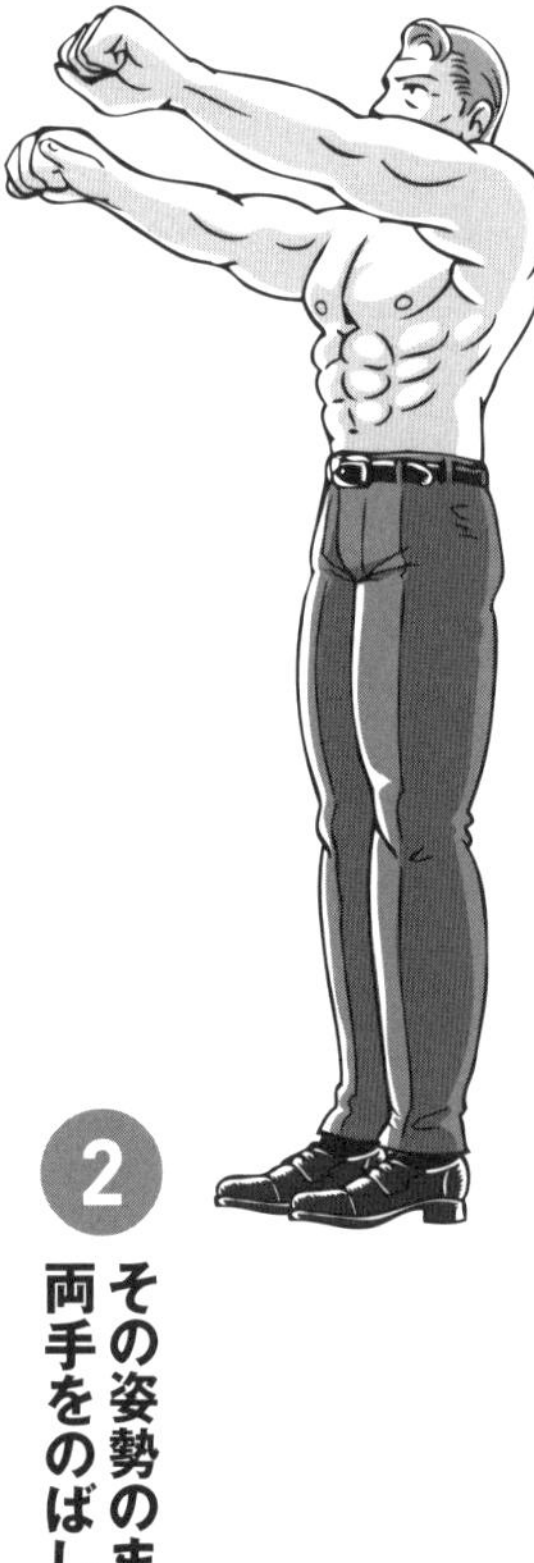

2

その姿勢のまま
両手をのばして腰を沈める

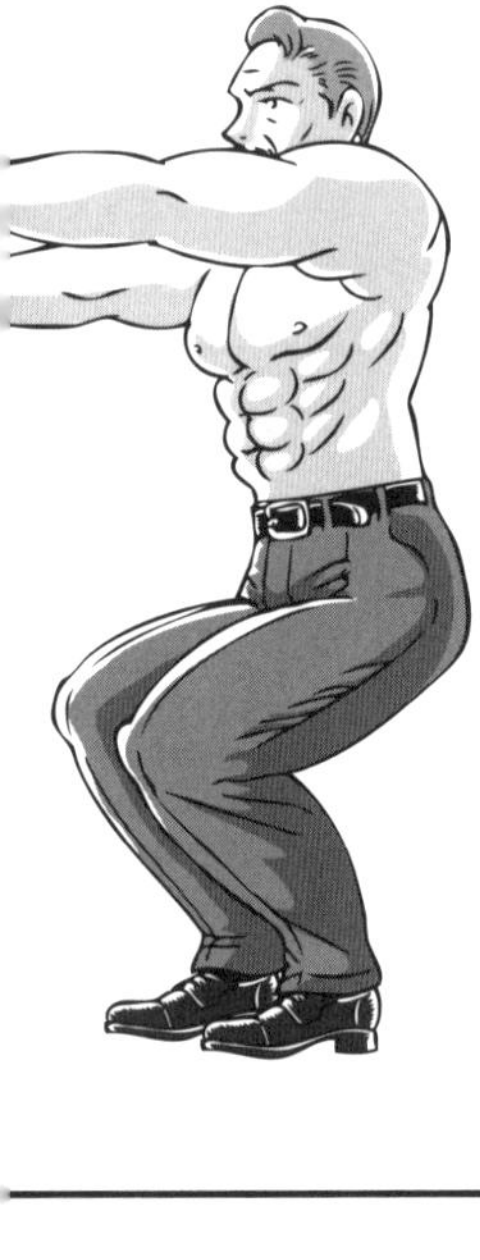

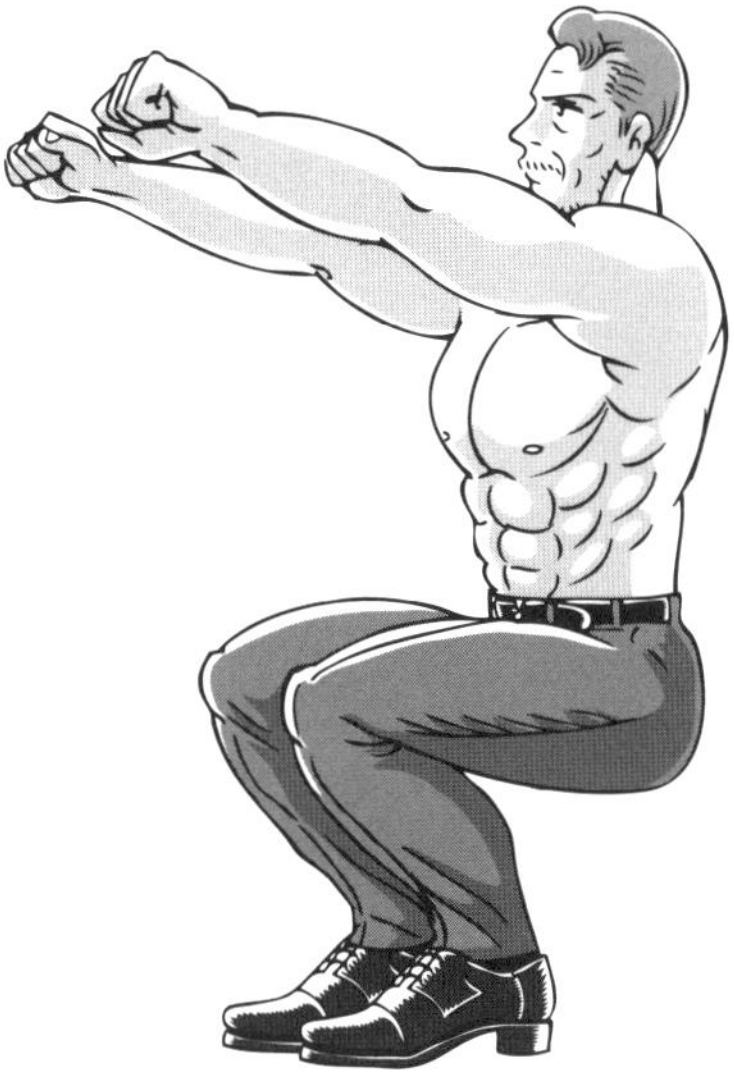

3

お尻は後ろに出さないように
そのまま膝を伸ばして上半身を持ち上げる

これを五〇回繰り返す!

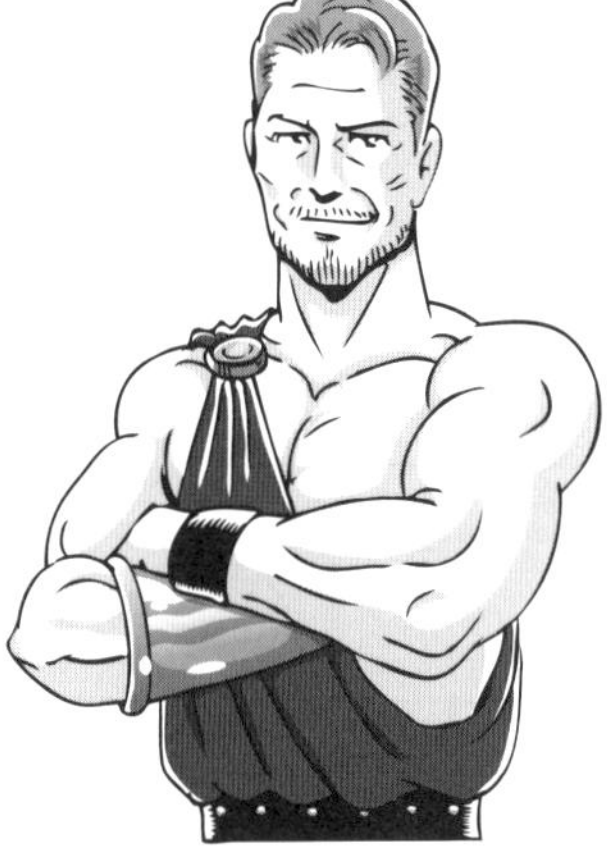

第4章

ジムも、マシンも、いらない！

――「静的筋トレ」（アイソメトリックス）

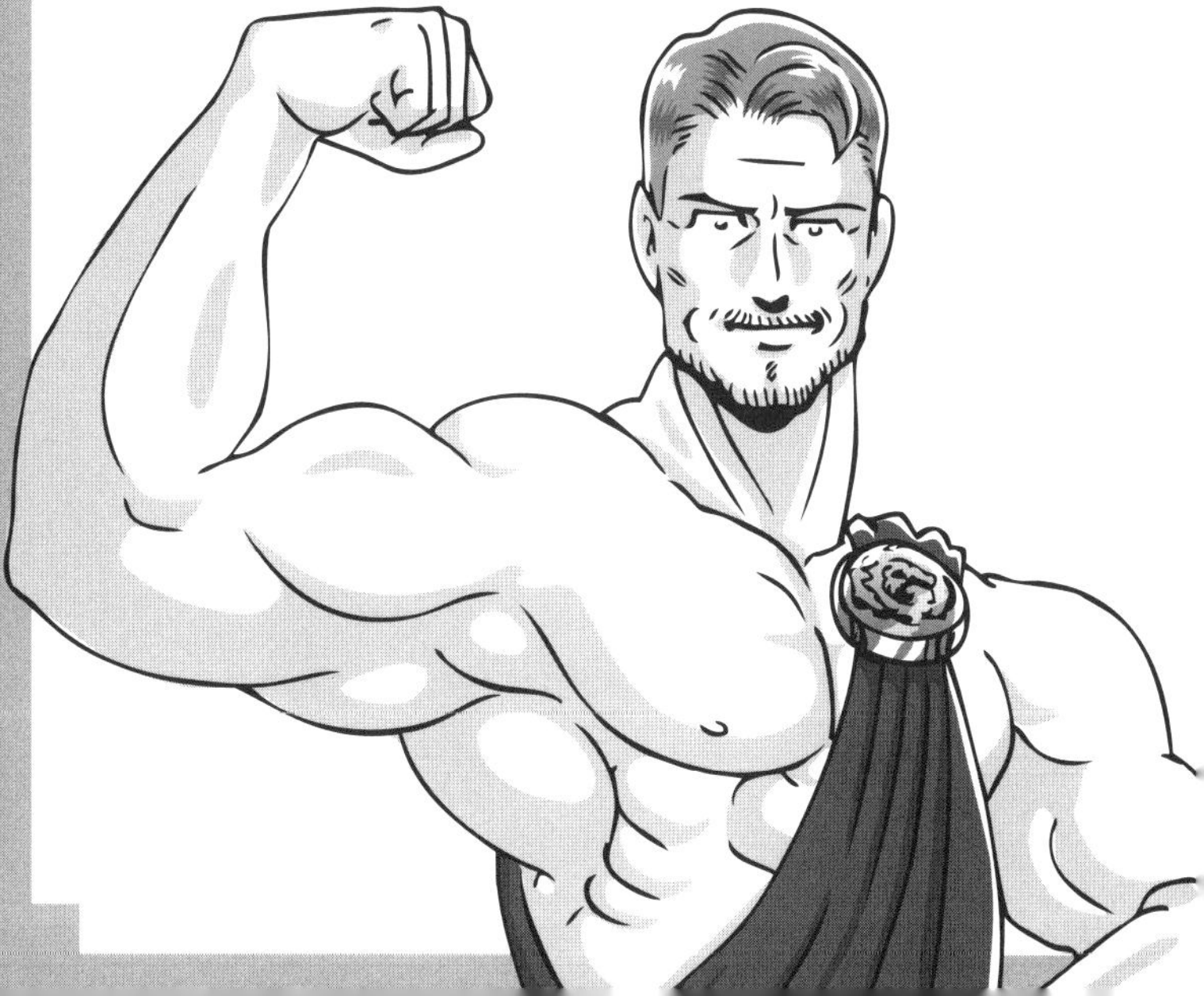

14

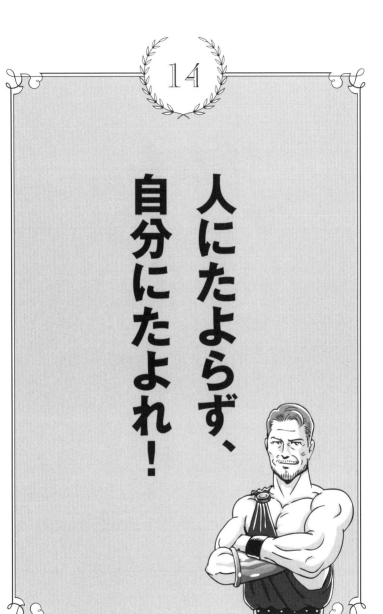

人にたよらず、自分にたよれ！

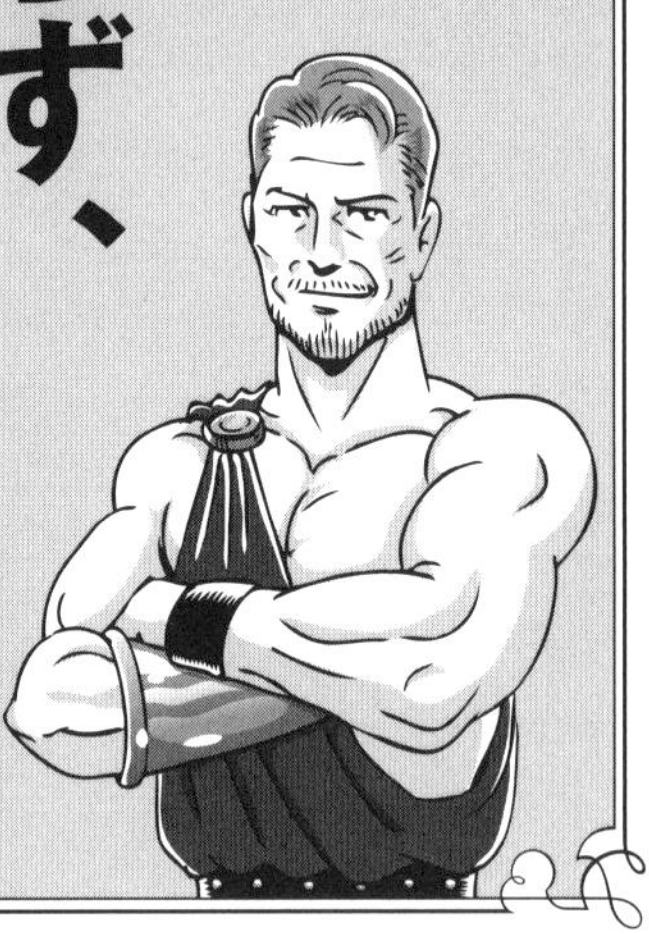

●器具はいらない、ジムも行かない

わたしが、アイソメトリックスに出会ったのは、二〇代半ばです。
当時は、エコロジーが台頭してきたときでした。
これは、生命にも、環境にも、ムリなくやさしく生きる……という考えです。
お金や、企業にたよらず、できるだけ自分でやってみる、という生き方です。
つまり、ドゥー・イット・ユアセルフ!
いま、その発想は、頭文字〝DIY〟として、受けつがれています。
アイソメトリックスは、まさに筋トレの〝DIY〟なのです。
貧乏学生だったわたしは、その呼びかけに、ハマリました。
「人にたよらず、自分にたよれ!」
だから、筋トレも自分でやる。器具やマシンにたよらない。ジムにも通わない。
だから、おカネは一円もかからない!
なんと、素晴らしいことでしょう!

15

アイソメトリックスは最強の「筋トレ法」

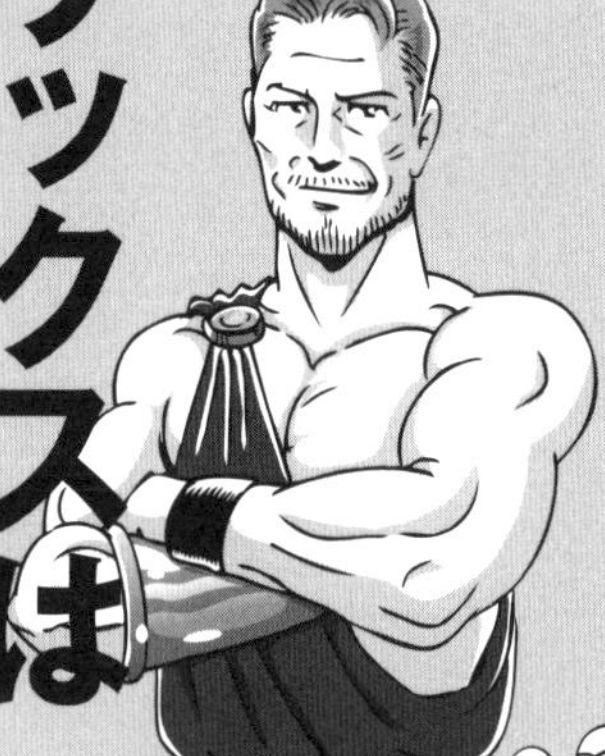

●最大負荷八〇％以上を五秒間

アイソメトリックスは、別名「静的筋肉トレーニング」と呼ばれます。

ダンベル運動や腕立て伏せなどは「動的筋トレ」です。

このとき、筋肉は伸びたり、縮んだりします。つまり、筋肉を収縮させて行う。

これに対して、「静的筋トレ」は、筋肉を収縮させません。

筋肉に負荷をかけるだけです。

「筋肉は、最大負荷量の八〇％以上の力を、五秒間以上かけると急速に発達する」

これが、根本理論です。

それは、運動生理学で立証されています。

筋肉に強い負荷をかける。

すると、筋肉組織の一部が「破壊」されます。次に「休息」期間をおく。

その間に、破壊された筋組織は修復、再生、増大するのです。これを「超回復」と呼びます。

つまり……「強負荷」↓「筋破壊」↓「休息期」↓「超回復」↓「筋増大」……。

これが、筋トレによる、筋肉増強のメカニズムです。

アイソメトリックス理論は、このメカニズムをもっとも効率的に活用するものです。

なにしろ、筋肉に与える負荷時間は、五秒から長くて一〇秒足らずだからです。

いつでもどこでもだれでもできる。

そして、効果は始めた日から、てきめんにあらわれます。

それが、アイソメトリックス筋トレの最大のメリットです。

16

黙殺された「最強筋トレ」

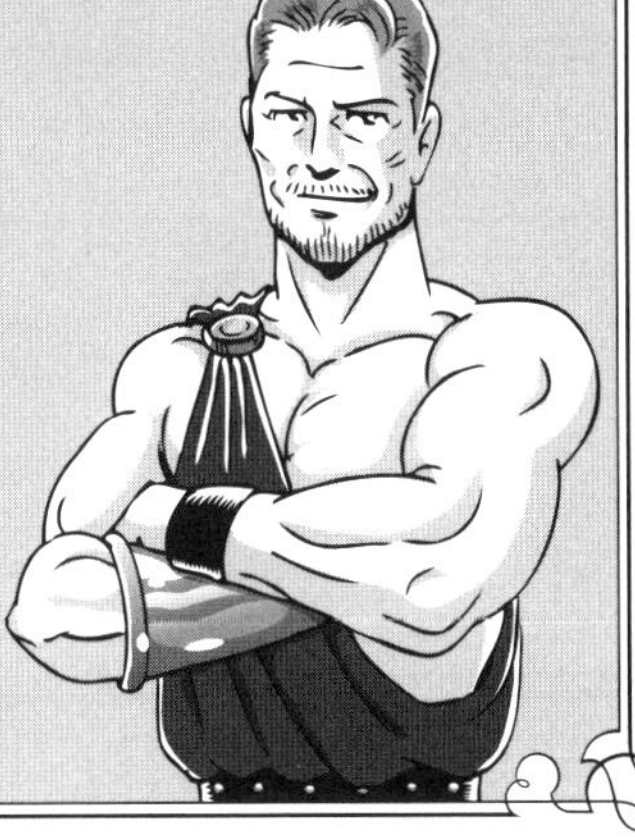

●メディアが黙殺する理由は？

▼「……特定の筋肉を強化するためのトレーニング法。壁などを強く押しつづけたり、静止したまま、身体各部に力を入れたり、ゆるめたりすることをくり返して、筋力を、やしなう」（『デジタル大辞泉』）

▼「……投《とう》、跳《ちょう》などのような動きをともなわない、筋収縮運動を中心とする筋力トレーニングのこと。このため別名、静的トレーニングともいう。固定バーの押し・引き、伏臥《ふくが》上体そらし、腕相撲《うでずもう》などがある。ドイツのE・A・ミュラーとT・ヘティンガーによって研究された」（『ブリタニカ国際大百科事典』）

四〇年以上も前、わたしがアイソメトリックスに出会ったときは、この筋トレ法は、まったく知られていませんでした。

以来、メディアから黙殺されたまま四〇年もの月日がすぎたわけです。

その理由も、よくわかります。

もし、この静的筋トレ法が、世間に知られて普及したらどうなるでしょう。

まず、「運動マシンメーカーが破産し」「トレーニング・ジムが閉鎖し」「トレーナーが失業し」「サプリ会社も倒産する」……!?

これは、まあ少しオーバーかもしれません。

しかし、フィットネス産業にとって、アイツの普及は困るはずです。

なにしろ、マシンも、ジムも、トレーナーも、サプリもいらない……。

それでは、業者はまったく儲からない。

そんな筋トレ法は無視しろ! 広めるな!

これが、ホンネかもしれません。

しかし「業者が儲からない」ということは、つまり「消費者にメリット」なのです。

17

カネも、時間も、器具も、まったくいらない

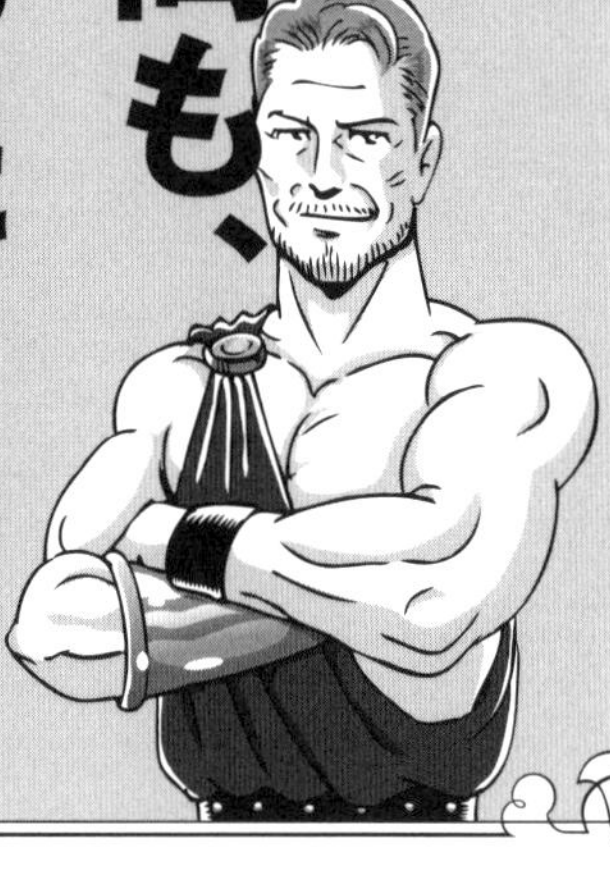

いつでも、どこでも、だれでも

なにしろ、カネも、時間も、器具も、手間も、まったくかからない！
そして、気がむいたら、いつでも、どこでも、だれでもできる！
おまけに、おのおのにあったレベルでできるので、ムリもまったくない！
ジムなどで行う筋トレは、一歩まちがえると、体を痛めます。
ベンチプレスなどがそうですね。見るからにきつそうです。
だから、危険回避のために専属トレーナーが、そばにいるのです。
過重筋トレは、筋肉を増大させるどころか弱らせ、減少させることすらあります。
だから、ジム・トレは、専属トレーナーの指導が不可欠となります。
しかし、アイソメトリックスは、自分に合ったやり方です。
マイペースでやれるので、その心配は無用です。
体力のない高齢者には、もっとも適した筋トレとして、おすすめです。
アイソメトリックスには、四つの基本ポーズがあるだけです。

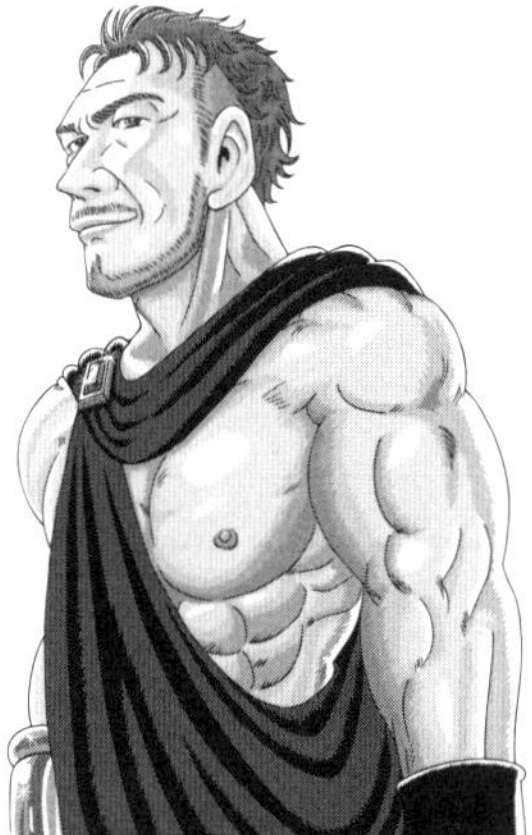

18

基本はかんたん、四つのポーズだけ

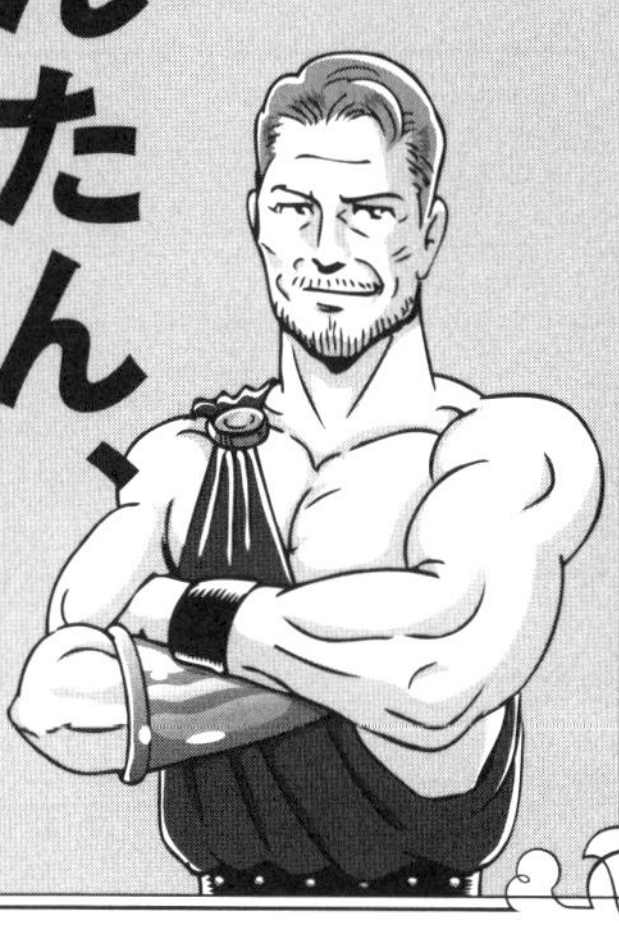

いずれも、満身の力をこめて、「いち、にぃ、さん……」と、数え、必ず五秒以上行います。

①勝者のポーズ：これは、前に述べた力こぶ筋トレです。チャンピオンのガッツポーズを、イメージしましょう。最初は、上腕二頭筋に力をこめ、力こぶをつくります。なれてきたら、腕全体から両肩、胸筋、腹筋、臀筋……と、力をこめる部位を、体幹全体に連動、拡大していきます。

②重ねのポーズ：右手を上向きに、それを左手で押さえます。つまり、左手の圧力に、右腕を反発させるのです。次に、左と右を交替させて、同じポーズで筋トレします。まったく動きはないのに、両腕や肩の筋肉が強化されます。

③合掌のポーズ：両手のひらを胸の前で合わせて、両側から強く押します。

上腕筋、大胸筋などの発達に効果的です。盛り上がった分厚い胸板が完成します。

④鈎《かぎ》のポーズ：体の前で、左右両手の指を鈎のように引っかけて両側に引っ張ります。

上腕筋の他、肩筋、背筋などが鍛えられます。

これら四ポーズのうち、もっとも重要なのは、**①勝者**のポーズです。三章で述べたように、それは、体幹筋トレへと拡大できるからです。

アイソメトリックス、四つの基本ポーズ

① 勝者のポーズ

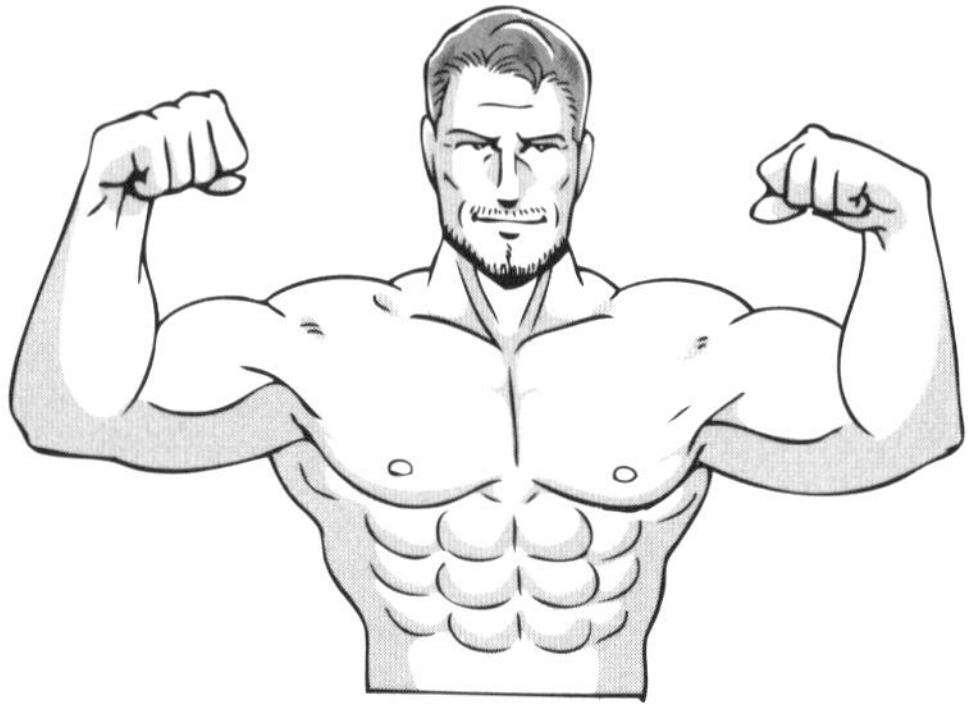

② 重ねのポーズ

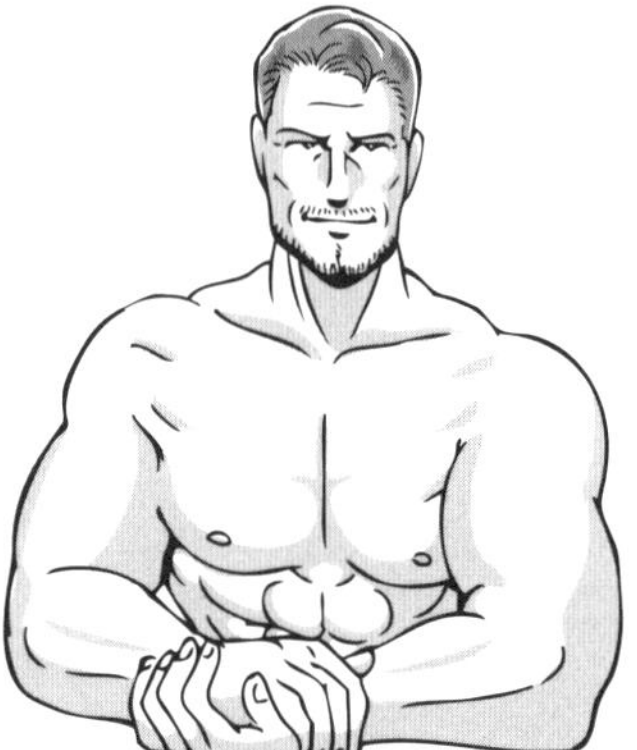

③ 合掌のポーズ

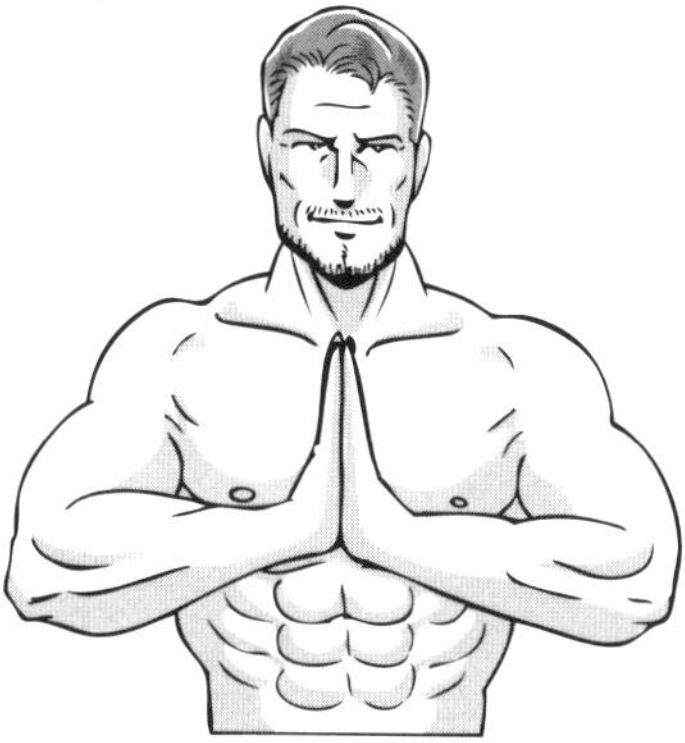

④ 鉤《かぎ》のポーズ

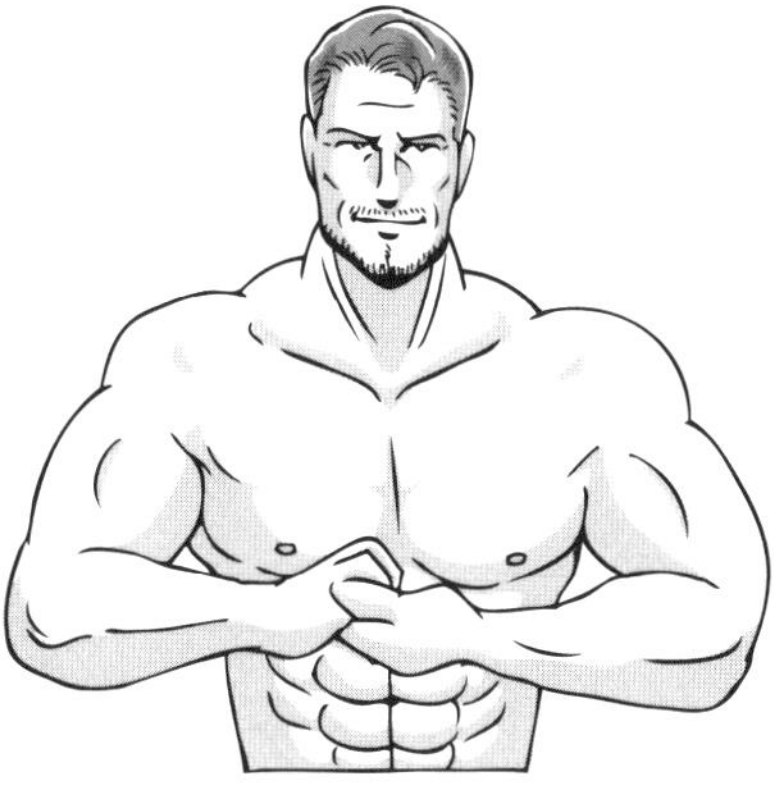

19

狙《ねら》った筋肉をピン・ポイント強化する

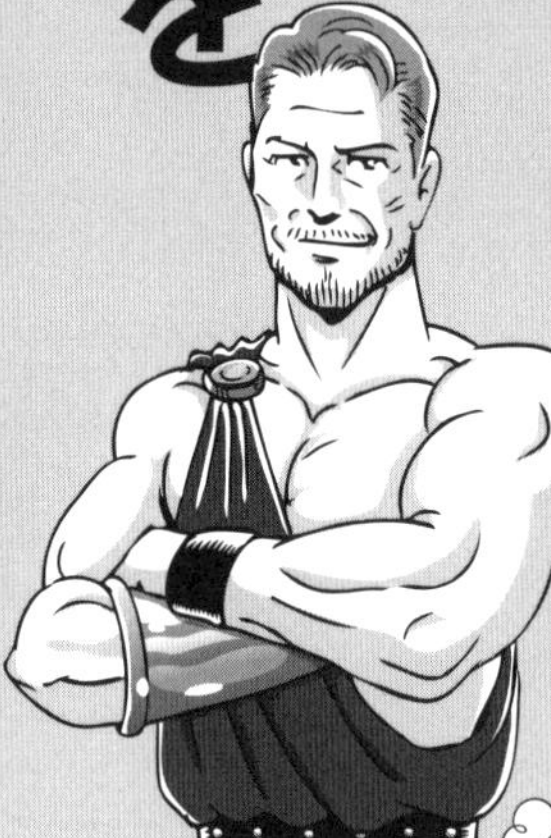

●好みの体型に自在になれる

アイソメトリックス筋トレになれてくる。すると、狙った筋肉をピン・ポイント強化することが、できるようになります。

それは、ターゲットの筋肉に意識を集中して、グッと強く力も集中するのです。

つまり、個別筋肉の筋トレです。

三章では、力こぶから発展して、体幹筋トレに拡大できることを解説しました。

これは、そのぎゃくで、一部の筋肉に意識と力を集中して鍛えるやり方です。

さらに、習熟してくると、ふだん使わない筋肉……つまり、インナー・マッスルも鍛えることが、できるでしょう。

①**「逆三角型」強化法**:これは、逆三角型のひきしまった上半身をつくる強化法です。
まず、立った状態で上半身だけ九〇度ひねります。

右肩を前に、左肩を後ろにする。すると、腹筋群に負荷がかかります。

「逆三角形」強化法

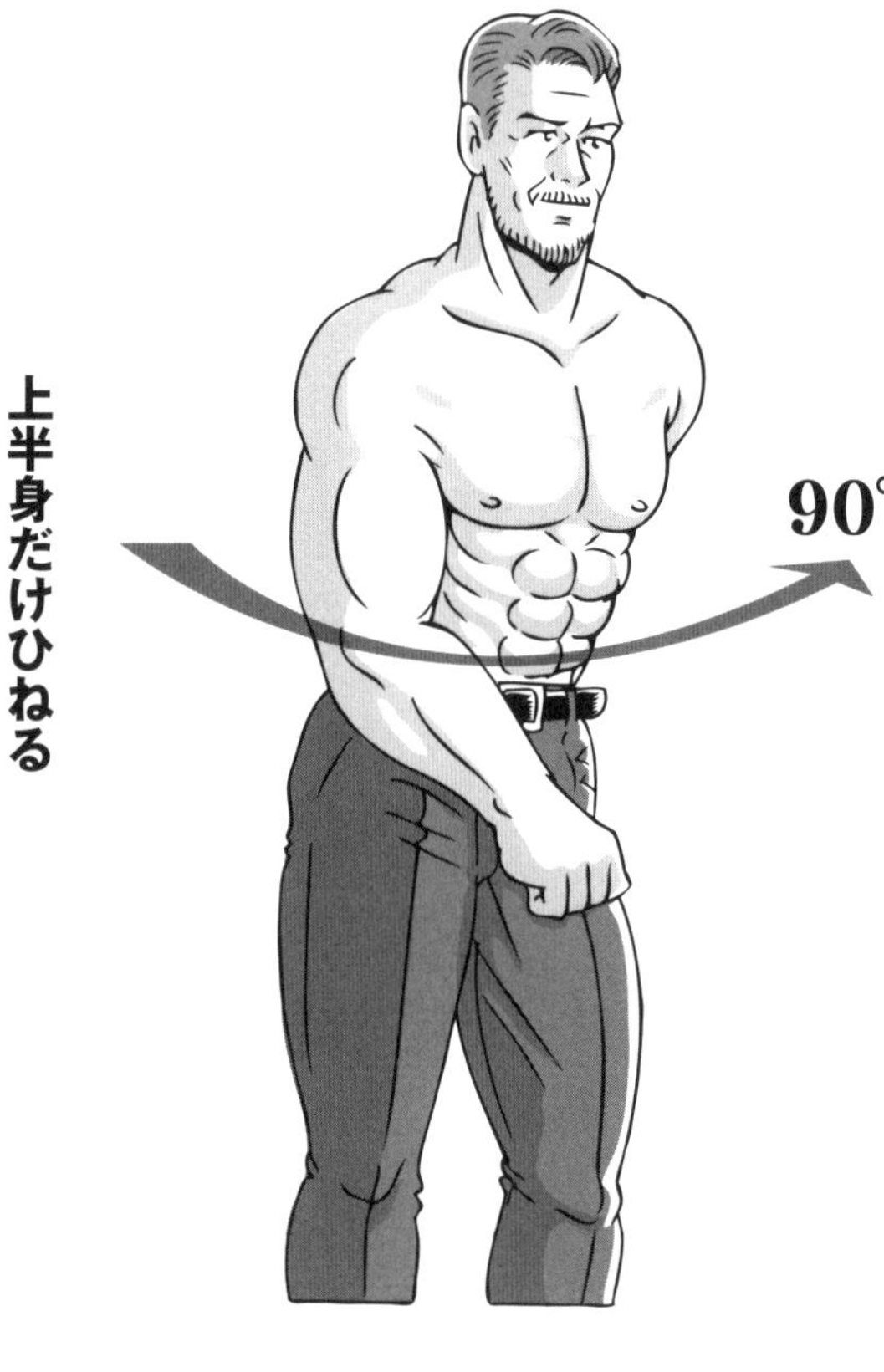

具体的には、腹横筋、外腹斜筋、内腹斜筋、腹直筋がねじれに反発します。

それを利用して、グッと力をこめる。すると、これら腹筋群が強化されます。

そして、ウエストはみごとにひきしまります。

次は、上半身をぎゃくに九〇度ひねり、腹筋四筋肉を鍛えます。

おなかの出たメタボ体型の方には、ぜひ、おすすめしたい。

外見がO型の体型が腹筋強化により腰がくびれたセクシーなX型に変身できます。

腹筋群を、欧州では「神様がくれたコルセット」と呼んでいます。

強い腹筋は「腹圧」を高めます。それは、内臓強化につながります。

また、腰椎、脊椎を強め、腰痛、背まがりなどを防止します。

ぎゃくに腹筋が弱まると、内臓は弱まり、便秘、肥満などの元凶となります。

さらに、腰痛、背まがりなどから、動作障害つまりロコモ症候群などを引き起こします。

最後に待つのは、寝たきりの悲劇です。

②「腹筋グセ」

:わたしの腹筋は鉄板のようです。カチンカチンの堅さです。

試しにさわらせると、だれもがビックリ。鋼鉄のような腹筋は、もちろん日頃の筋トレのたまものです。でも、起きあがりこぼしみたいな腹筋筋トレをやっているわけではない。

それで、どうして腹筋がパンパンに堅くなるのか？

それは、自分でいつも腹筋に力をこめているからです。

そのときは、お尻もしめています。つまり、腹直筋に意識を集中して、いつも緊張させている。これが「腹筋グセ」です。

このとき、意識は「丹田」に落としています。

そして、深く長く呼吸をしています。

これが、「丹田呼吸」です。心身が落ち着き精神が集中できます。

ペンタゴン（米国防総省）も約三二〇万人の兵士・職員に「ヨガ式呼吸法」として、訓練カリキュラムに取り入れているそうです。

丹田呼吸

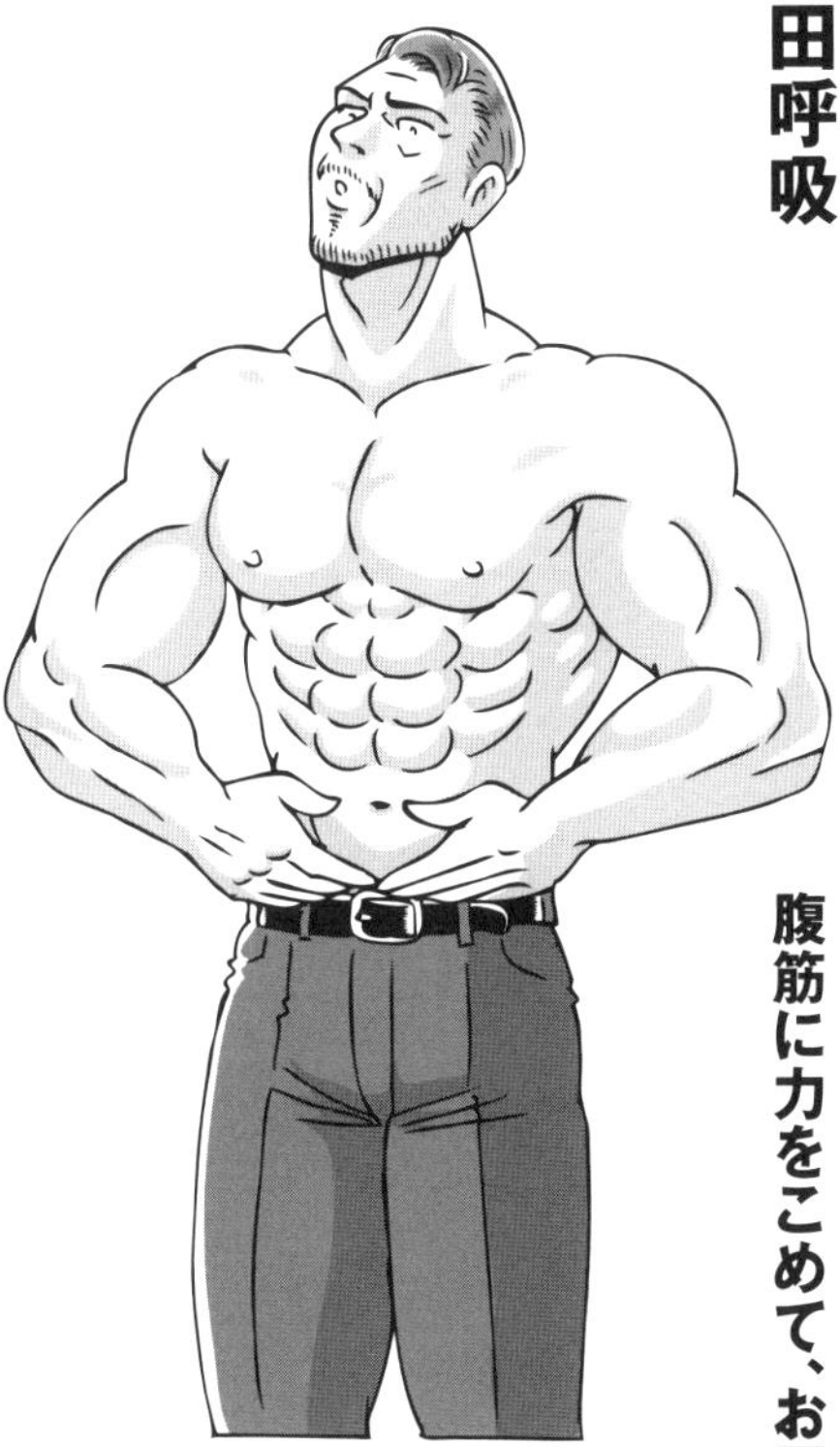

腹筋に力をこめて、お尻もしめる

③革ベルト加圧筋トレ：わたしは執筆中は、太い革ベルトをしめて、机に向かいます。このベルトは象がぶら下がっても切れない（!?）くらい頑丈です。
それで、おなかを限界までしめて、原稿を書くのです。

すると、腹筋、腹圧は、その圧力につねに反発しています。

つまり、革ベルトを限界までしめるのは、「加圧筋トレ」のためです。

これで、原稿を書きながら腹筋筋トレを行うことができ、一挙両得です。

オフィス・ワークの多い方には、おすすめです。

どうしても一日机に向かっていると運動不足になります。

しかし、この「革ベルト」加圧トレーニングをやりながら、執筆作業を行えば、運動不足も解消されます。

20

胸張りグセをつけろ！「歩き筋トレ」で鍛えろ

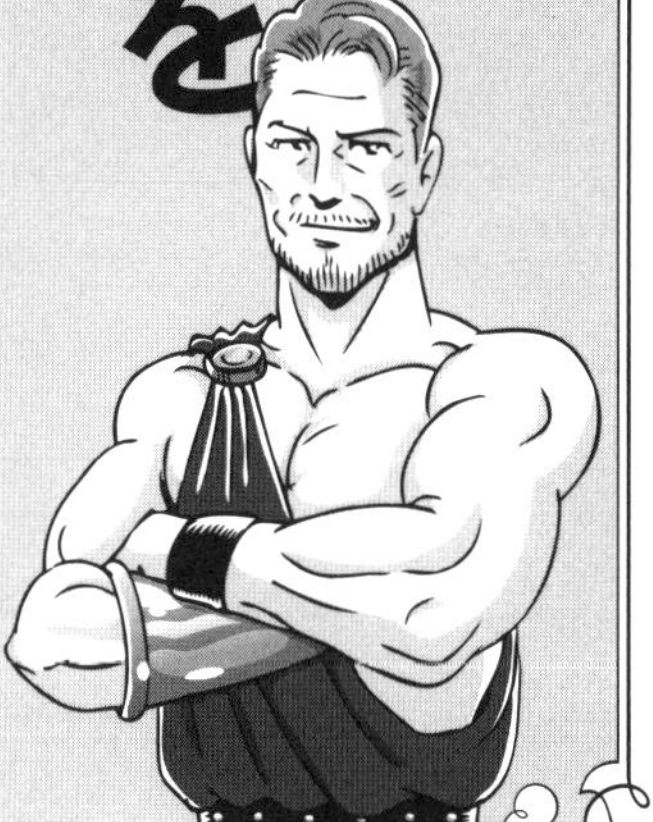

●クセにすれば実に気楽だ

①「胸板・肩幅」強化法：日本人は、世界でいちばん猫背が多い民族だそうです。背中がまるまっていると、貧相で弱々しく見えます。

欧米では、子育ての決まり文句が「チェスト・アウト！」（胸を張れ！）。つまり、姿勢を正せ！と、親も教師も、口やかましく指導する。

あごを引き、胸を張る。それだけで、自信に満ちた姿になります。

わたしは、よく「胸板が厚いですね」「肩幅が広いですね」といわれる。

胸囲一メートル五センチ。ウエスト七五センチ。典型的な逆三角です。

なにしろ、パンツはMサイズで、シャツはLLなのです。

胸板を厚くし、肩幅を広げるには、まず、胸を張ることです。

「いつでも、どこでも、胸張りグセを！」

意識して、あごを引き、胸を張るクセをつけます。すると、貧相な猫背は治り、自信に満ちた外見になります。

「胸板・肩幅」強化法

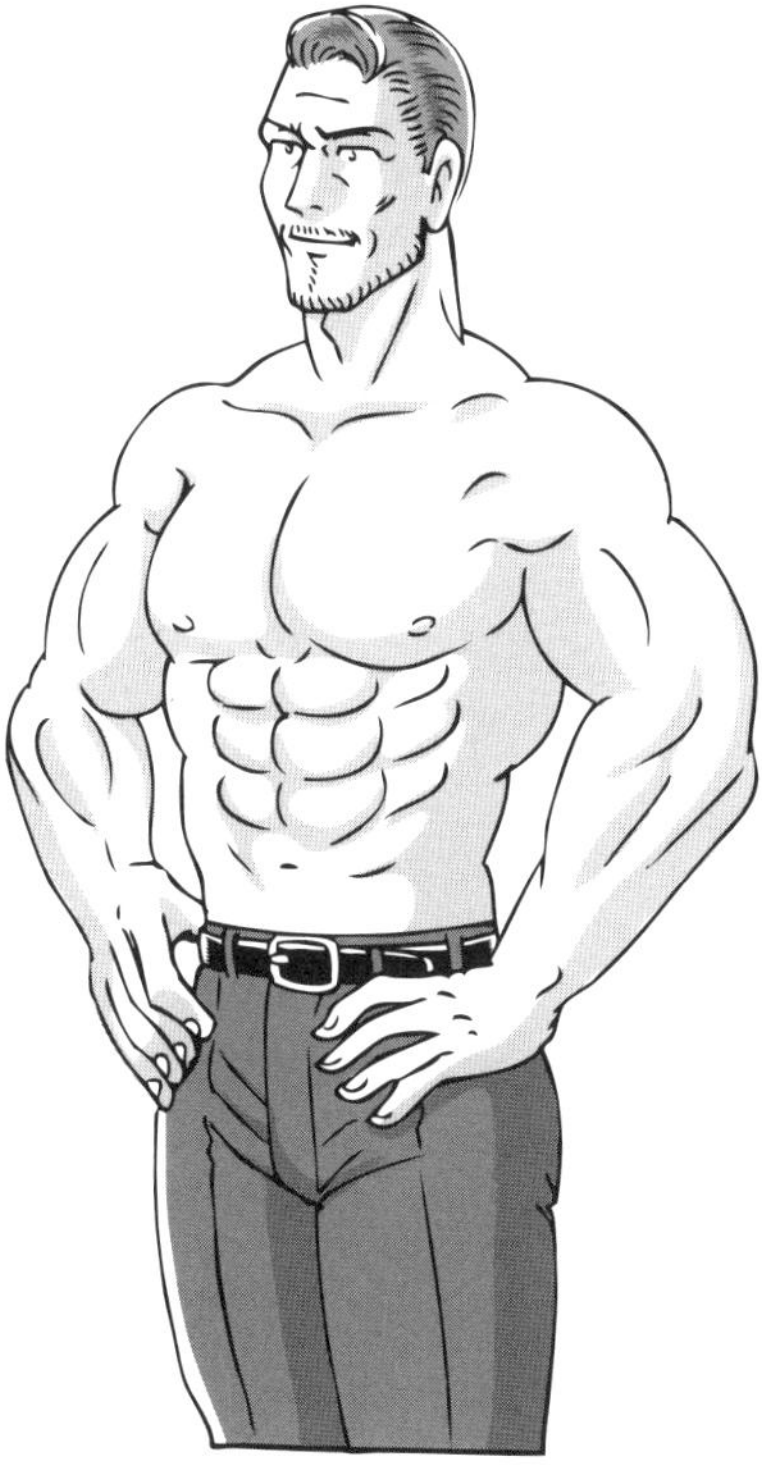

いつでも、どこでも、胸張りグセを！

②「歩き」筋トレ：「わたしは、歩きながら筋トレしている」

こういうと、相手はキョトンと首をひねります。

しかし、歩きながら「筋トレ」は可能なのです。

まず、胸を張って、両側の大胸筋に力をこめながら歩く。

胸筋がグイグイ盛り上がり、痛快です。これで、大胸筋はさらに発達して、さらに盛り上がった胸板になります。次に、歩きながら両肩の僧帽筋に力をこめます。

両肩がグッと盛り上がるのを感じます。歩く姿も迫力満点でしょう。

③オーマイ・グリップ！：わたしも、例外的に器具を使うことも、あります。

価格は一〇〇円！　百均ショップで売ってる「ハンド・グリップ」です。

これは、ひまつぶしの友達みたいなものです。

寝ころがってテレビを見たりするとき、ギュギュッと握力を鍛えています。

「ハンド・グリップ」は、入院患者やお年寄りなどに、おすすめです。

「運動不足は、かんまんな自殺である」

ヨガは、こういましめます。わたしのヨガの師匠、沖正弘導師はこう諭《さと》しています。

「寝たきりでも、指一本動かせるなら、全身全霊をこめて、動かせ。すると、全身の機能が連動して動き始めるのだ」

その意味で、握力は生命力そのものです。

握力を鍛えることは、生命力を鍛えることと同じなのです。

東急ハンズで、面白いグッズを発見しました。

商品名は、なんと「キングコング」。一五〇〇円ナリの強力ハンドグリップです。

どれだけ、強力か？　試しに買ってみる。するとネジで調節して最大負荷四〇キロに。これだとキツイ。さすがに一〇回が限度です。

ときどき、「キングコング」に挑戦して握力強化に努めています。

21

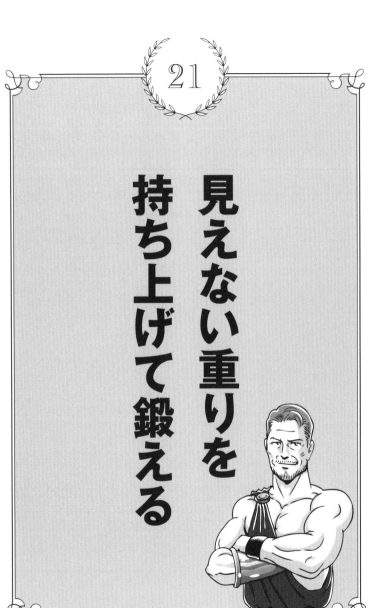

見えない重りを持ち上げて鍛える

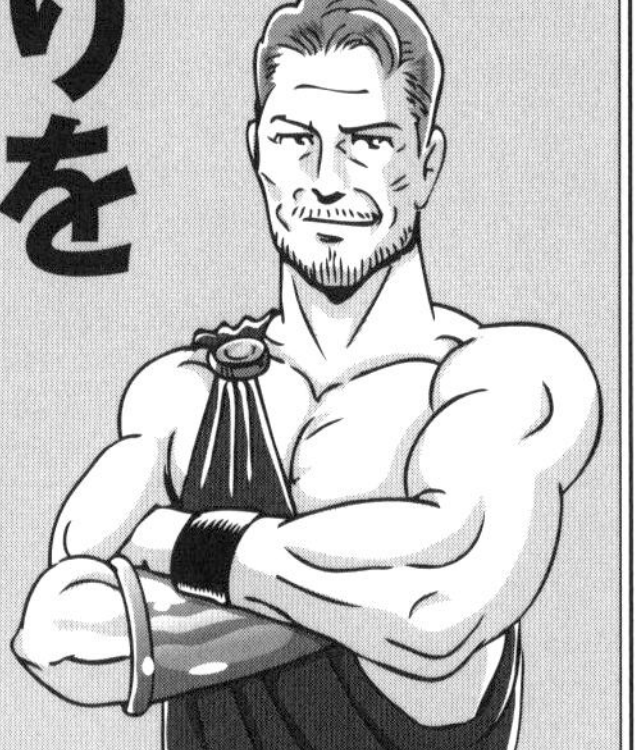

●ヨガも教える究極の筋トレ・テクニック

①エア・ボディビル：これは、ヨガが指導する筋トレ法です。

ご存じのように、ヨガの思想は、無所得です。

ほんらい、無一物《むいちぶつ》でも筋肉は鍛えられる。そこで、教えられているのがエア・ボディビル。これは、器具があるかのように、筋肉を動かして鍛えるのです。

たとえば、重いダンベルを持っていると想像して、ググッと持ち上げる。

あるいは、見えない重りを〝重量上げ〟で、きめる。

横から見たら、まるでパントマイム。しかし、ちゃんと、トレーニング器具を使ったのと、同じような筋トレ効果があるという。

これは、まさにアイソメトリックス筋肉強化法と同じです。

やはり、高価な器具やマシンは、不要なのです。

②ヨガ・ポーズ筋トレ：最近、世界的にヨガが熱いブームです。

これは、素晴らしいことだと思います。一万年もの歴史がある、といわれるヨガの

エアー・ボディビル

1
重いダンベルを持っていると想像する

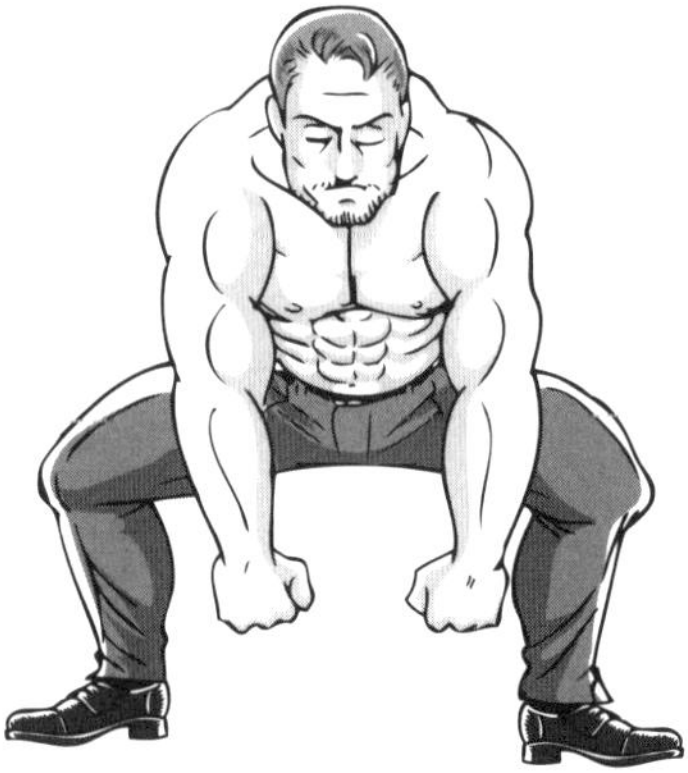

2
その姿勢のままググッと持ち上げる

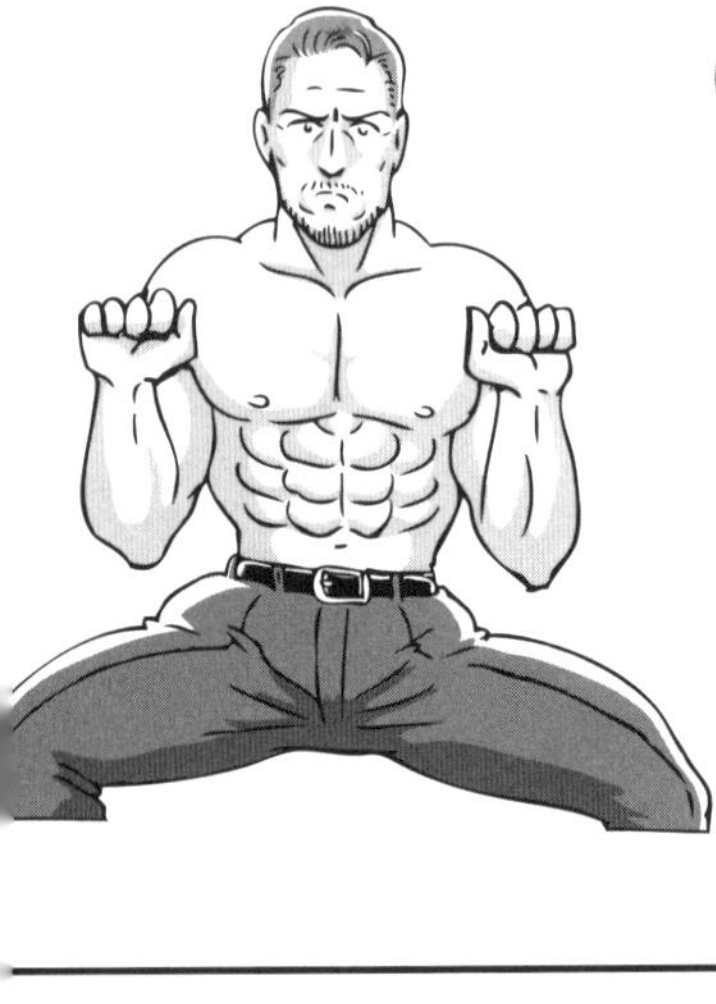

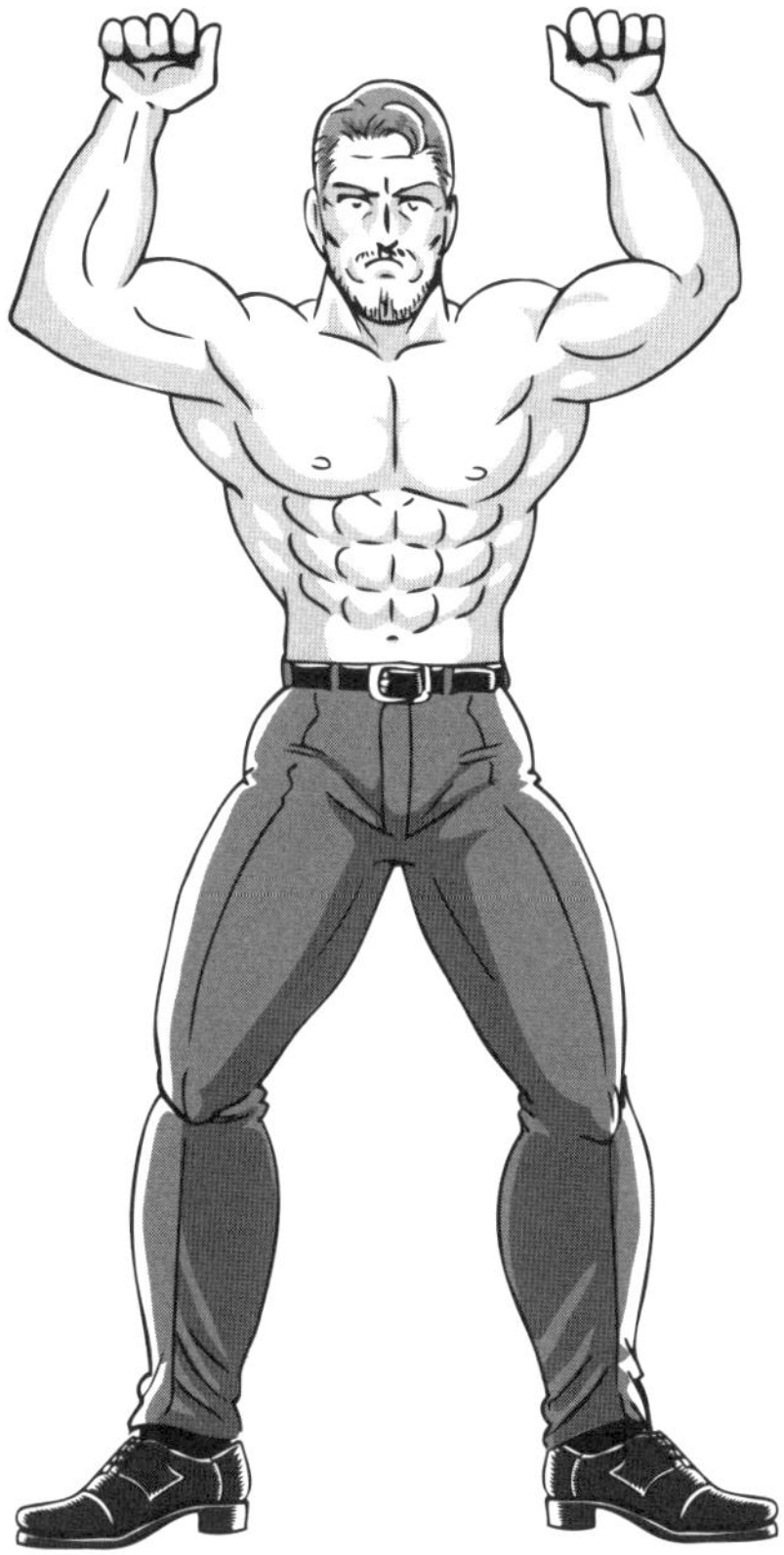

3

見えない重りを〝重量上げ〟で決める

器具があるかのように、
筋肉を動かす!

思想は、宇宙と生命の合一です。その調和こそ理想の境地なのです。

ヨガのさまざまなポーズは、野生の動物たちをみならったものです。

全身の筋肉、骨格を柔らかくすることで、身体を自然な状態に近づけるのです。

ヨガ・ポーズは、深い呼吸で行います。

静かにポーズをきめたとき、じつは体内では、立派に〝筋トレ〟しているのです。

ポージングは、運動と無関係にみえます。

しかし、測定してみると、体内の筋肉が、細かに振動し運動しているのです。

それは、生理学的には筋肉運動と同じ効果が得られます。つまり、ヨガのポーズには、立派な運動と筋トレ効果があったのです。

それも、ふだん使わないインナー・マッスル（体内筋肉）、スリーピング・マッスル（睡眠筋肉）を鍛え、活性化させるのです。

ヨガ・ポーズを、ゆっくり、暮らしにとり入れるゆとりを、もちたいものです。

第5章

筋肉は、若返り、ホルモンを放出する

——筋肉マンほど、若々しいナゾがとけた

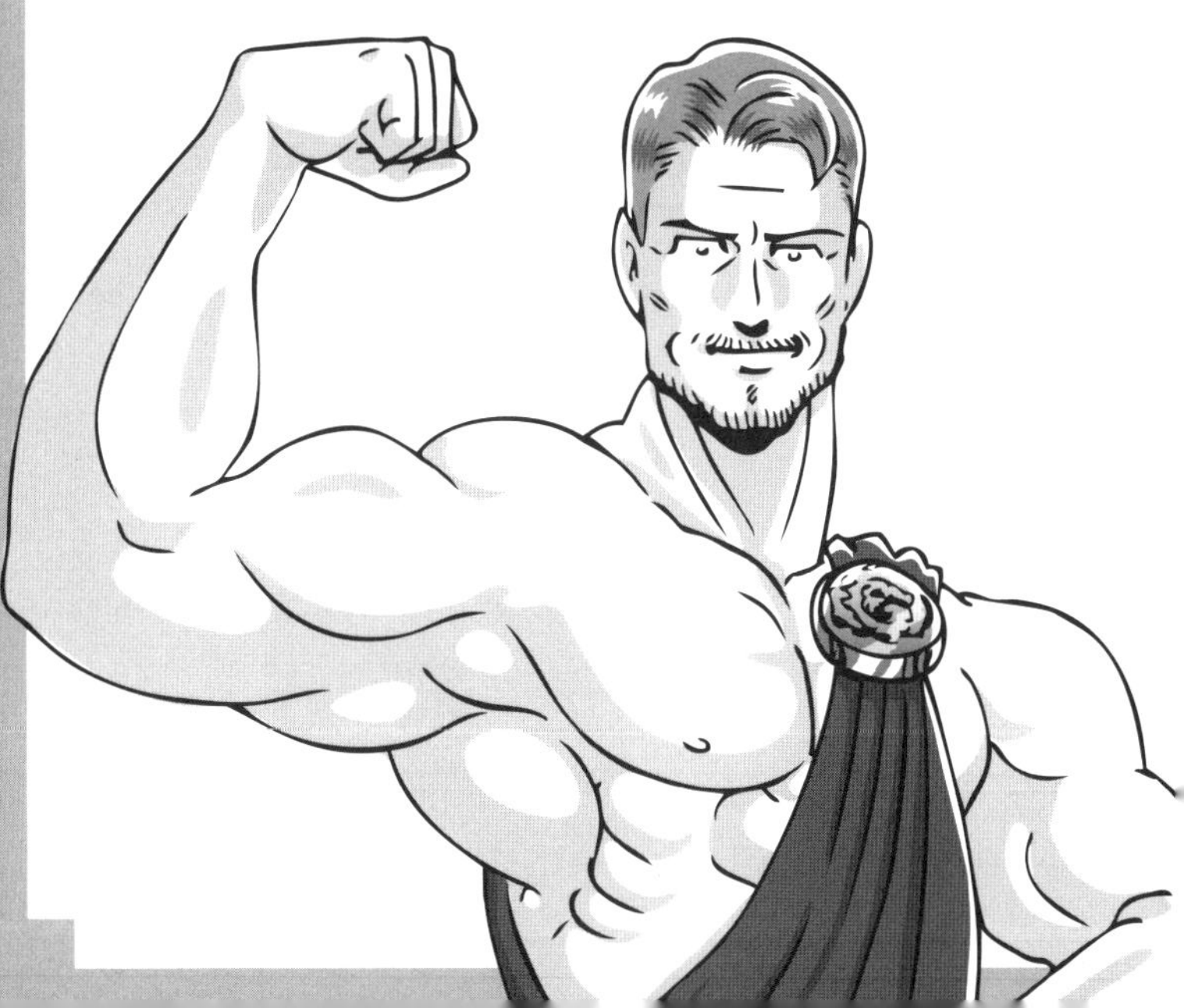

22

筋肉が多い人ほど若く健康

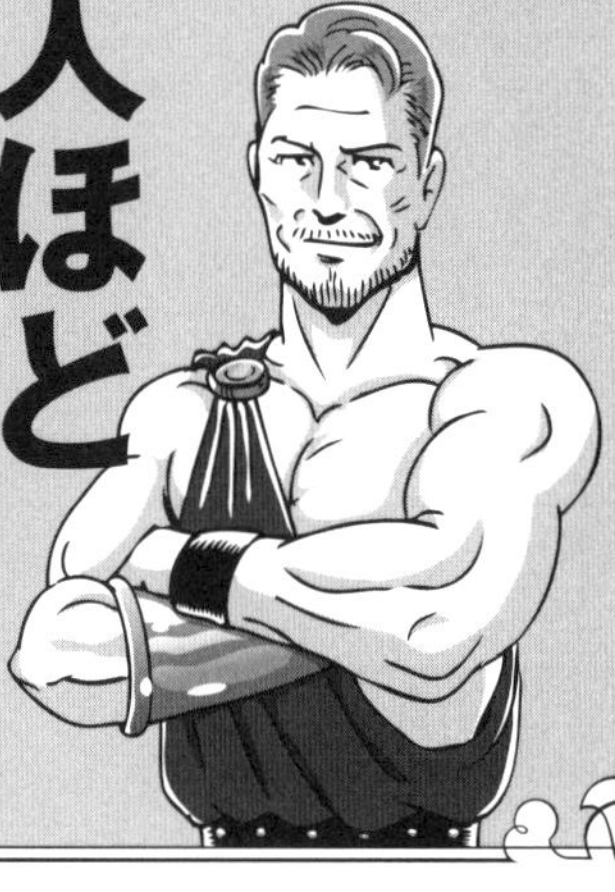

●二〇〇五年、万能ホルモン発見

シルベスター・スタローンはなぜ若い？

筋肉質の人ほど若々しい。貧弱な人ほど老けて見える。

だれでも、うなずくはずです。

そのちがいは、たんなる見た目の差だと思われてきました。

しかし、筋肉が多い人ほど、若々しい理由が、医学的に解明されたのです。

それが、二〇〇五年、デンマークで発見された〝筋肉ホルモン〟です。

まだ一三年前の新発見です。だから、知らない人が多いのもとうぜんです。

医学研究者ですら、初耳の人も多いのではないでしょうか。

日本の医学界では、二〇一七年に、ようやく〝マイオカイン〟をテーマに討論会が開催された、というほど関心は低い。

〝筋肉ホルモン〟とは俗称で、正式には〝マイオカイン〟です。

「myo：筋」「kine：作動物質」を合成した学名です。

定義は「骨格筋から分泌される種々の生理活性物質の総称」。

つまり、運動することで、筋肉でつくられ放出されるホルモン物質です。

それが、全身をめぐって、さまざまな健康効果を生み出すのです。

学術的には、成長ホルモンの一種に分類されています。

〝マイオカイン〟は「若返りホルモン」「夢の万能物質」とも呼ばれています。

理由は、活性作用のほとんどに老化防止、若返り促進効果があるからです。

●二〇〇五年、デンマークで発見

医学の世界でも「筋トレや運動は健康によい」ことは、なんとなく経験的にわかっていました。しかし、では「なぜ健康によいのか？」というメカニズムは、まったく証明されてこなかったのです。

それが、二〇〇五年、運動することで、筋肉が生理活性物質を分泌、放出していることが発見されたのです。

「……二〇〇五年、デンマーク・コペンハーゲン大学、ペデルセン教授の研究チームが、『筋肉からホルモンが分泌されている』ことを発見しました。そのホルモンを〝マイオカイン〟と名づけました」（ブログ「成長長寿の道」）

それまで、筋肉は、たんなるエネルギー消費組織にすぎない、とみられていました。生理活性物質（ホルモン）を分泌するのは、副腎皮質、甲状腺……など内分泌器官に限られている。そう、研究者たちは思いこんでいたのです。

ところが、格下に見ていた筋肉組織が、夢の〝万能ホルモン〟を分泌していた！

医学者たちの驚く顔が目に浮かびます。

見方を変えれば、既成の医学知識など、そのていどのものなのです。

筋肉活動から分泌、放出される生理活性物質〝マイオカイン〟は、年々、発見報告があいついでいます。

筋肉から分泌される万能物質には、どんな生理的な活性効果があるのでしょう？

これまでに確認された効果は――。

▼老化防止：さまざまな加齢病を防止する。

▼代謝作用：全身の代謝機能を活性化する。
▼認知改善：脳機能活性で、認知症を防ぐ。
▼病気予防：種々の疾病を防ぐ効果を確認。
▼調整機能：体内の代謝、分泌を調節する。
▼血糖調整：血糖の値を調整する機能がある。
▼脂質低下：血中コレステロールを低下。
▼萎縮予防：筋萎縮、筋低下を、防止する。
▼精力増強：男性ホルモン増が確認される。
▼脂肪分解：脂肪を分解し肥満を改善する。

（図20　ブログ「首都大学東京」より）

これらは、それまで「運動」の生理効果として、認められてきました。

そのメカニズムが、〝マイオカイン〟の存在にあったことが、近年判明したのです。

――他にも、生理活性効果は、次々に発見されています。

それら活性作用が、さまざまな疾病を予防し改善する。

筋肉から分泌されるマイオカインにはこんな効用が

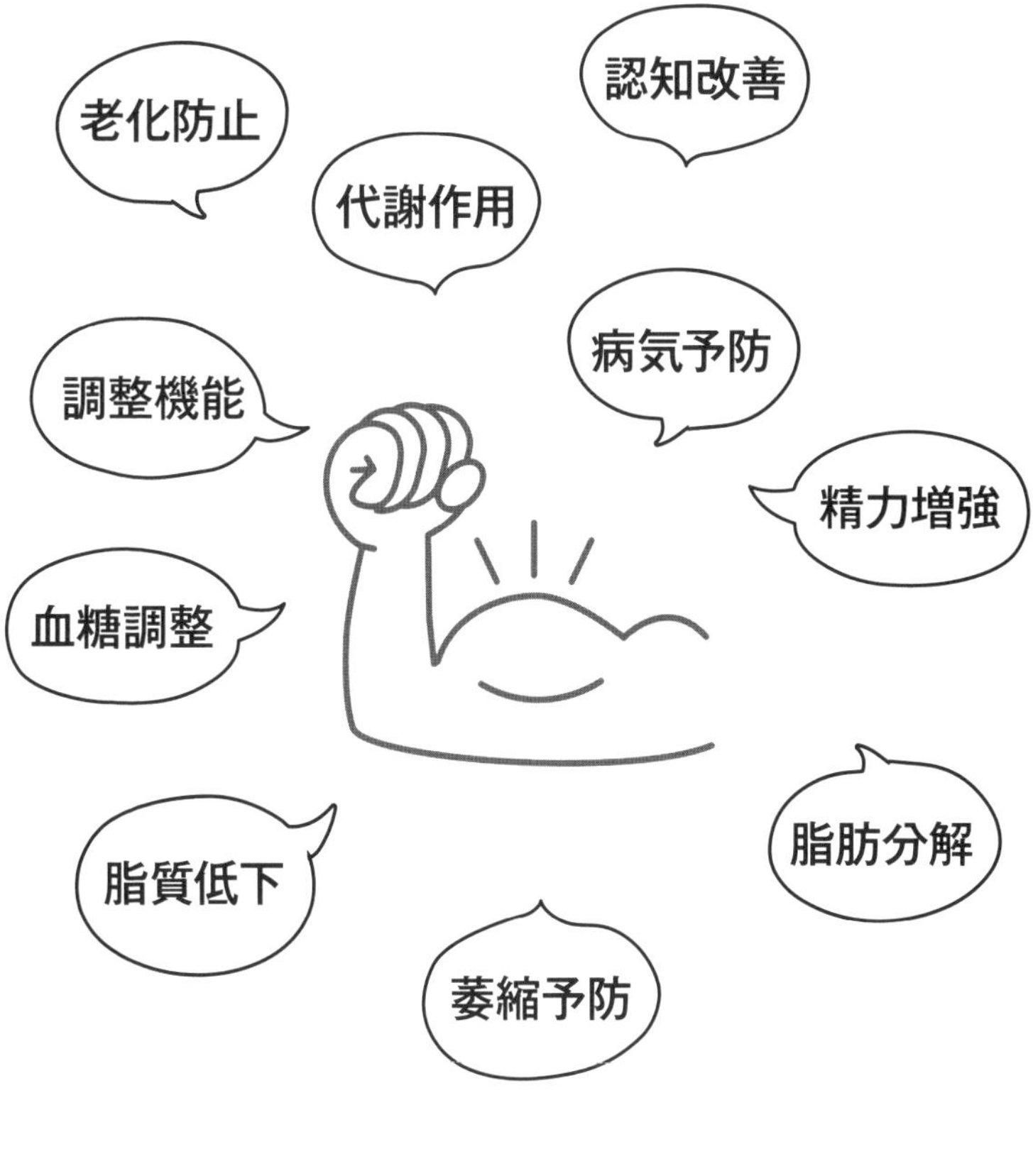

その事実も医学的に立証されています。

次項にあげる慢性病も、医学界は、高齢化により避けがたい病気と、なかばあきらめていました。

しかし、筋肉強化と運動療法という、きわめて単純な方法で防止、治癒できることがわかったのです。

ここにも現代医学の無力さがあります。

23

「筋トレ」は数多くの病気を防ぐ

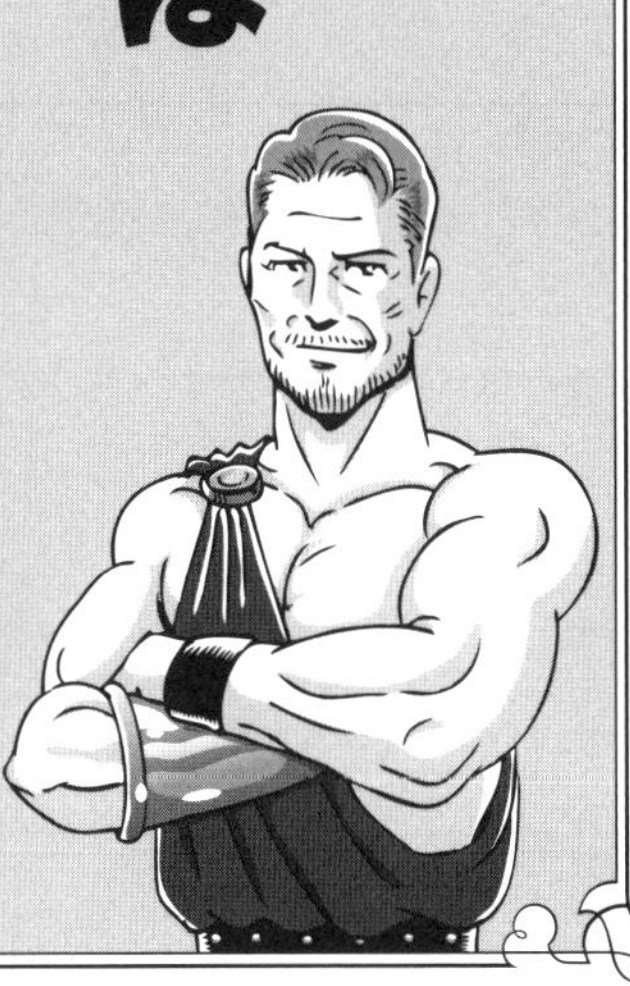

●ガン、認知症、脳卒中、心臓病……

研究者たちが〝夢の万能ホルモン〟と絶賛するのも理由があります。

それは、生理活性だけではありません。

以下の疾病の予防や治療に効果があることが証明されているからです。

①ガンを予防し、発生率が下がる。

②若返り効果で、老化を防止する。

③アルツハイマー型認知症を防ぐ。

④脳卒中（脳梗塞など）を減らす。

⑤心筋梗塞など心臓病を防ぎ、改善。

⑥動脈硬化を予防して、健康促進する。

⑦骨密度を増大させ、骨を若返らせる。

⑧高血圧を改善、血圧を安定化させる。

「筋トレ」の効能

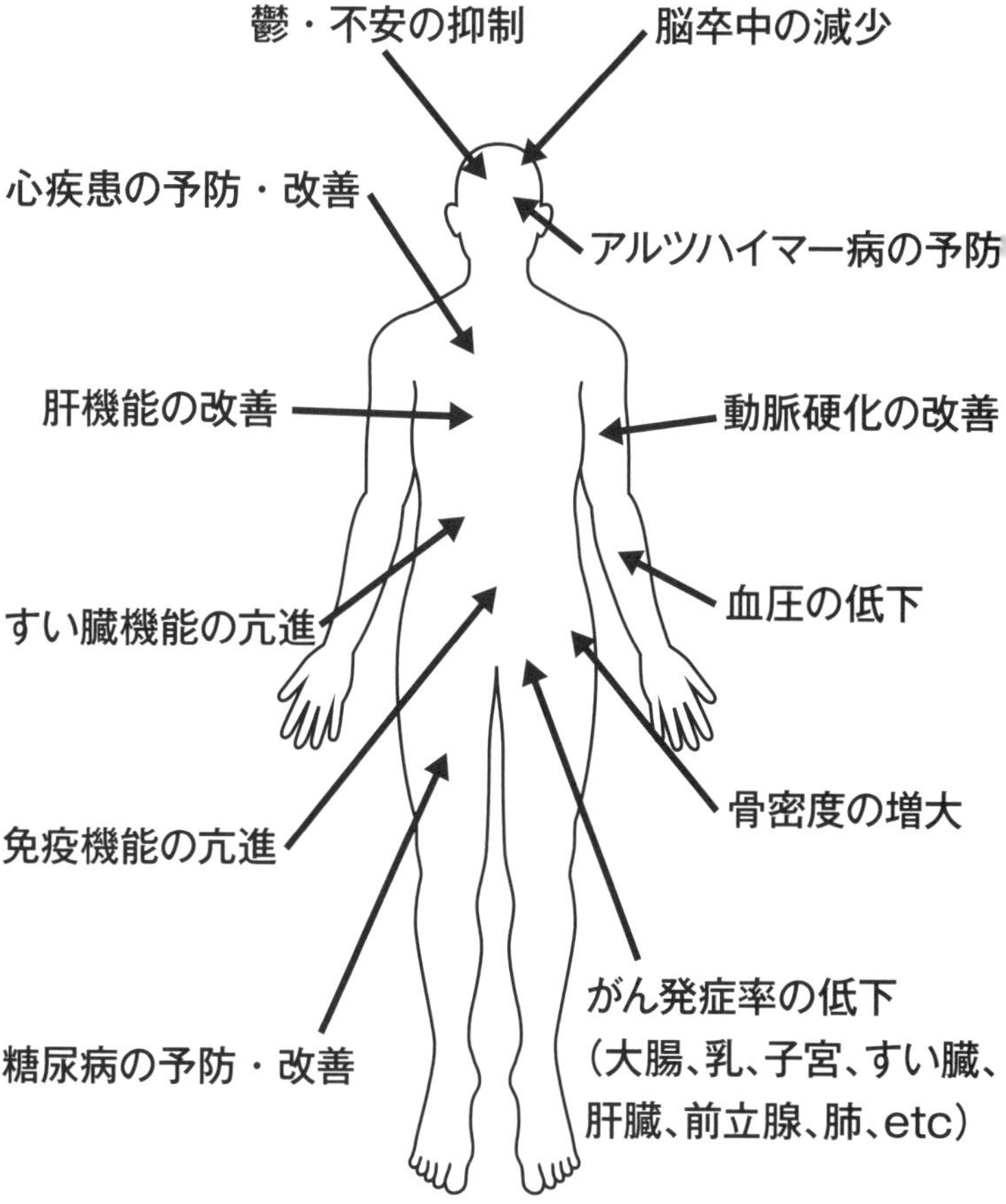
鬱・不安の抑制
脳卒中の減少
心疾患の予防・改善
アルツハイマー病の予防
肝機能の改善
動脈硬化の改善
すい臓機能の亢進
血圧の低下
免疫機能の亢進
骨密度の増大
がん発症率の低下
（大腸、乳、子宮、すい臓、
肝臓、前立腺、肺、etc）
糖尿病の予防・改善

⑨免疫機能を改善し、免疫力を強める。
⑩糖尿病の予防治療などに効果がある。
⑪うつ、不安などを抑制し精神安定化。
⑫肝機能・すい臓機能等の改善、亢進。

●筋トレをしない人ほど病人に

〝マイオカイン〟の効能は、まさに万病に効くといっても、過言ではないようです。

①～⑫は、そのほとんどが、それまで成人病と呼ばれていた疾患です。

昨今は、生活習慣病と改められていますが、それは、高齢化とともに発症する慢性病と、とらえられていました。

〝マイオカイン〟の発見で、数多くの疾患が筋肉強化で防止、改善できることが、わかったのです。

ぎゃくにいえば、〝マイオカイン〟分泌が少ない人ほど、発ガン、認知症、脳卒中、心臓病、糖尿病、肥満や老化に、おそわれることになります。

それを言いかえると、「筋肉量の少ない人たち」です。

比較すると――

①**筋肉量が多い**…〝筋肉ホルモン〟が多い。病気を予防、改善させる。

②**筋肉量が少ない**…〝筋肉ホルモン〟が少ない。病気を進行悪化させる。

人間の筋肉量は、三〇才をすぎて、何もしないでいると、毎年約一%のペースで減少していく、といわれています。

その分、生理活性ホルモンの〝マイオカイン〟分泌も減少していきます。

それだけ、老化は加速され、高齢化により病気の発症が早まるのです。

老化防止、病気予防のためにも、「筋トレ」の重要さを、あらためて痛感します。

「筋トレ」をしない人ほど、病人になり、老化し、早死にするのです。

24

「筋トレ」が〝万能ホルモン〟分泌のベスト法

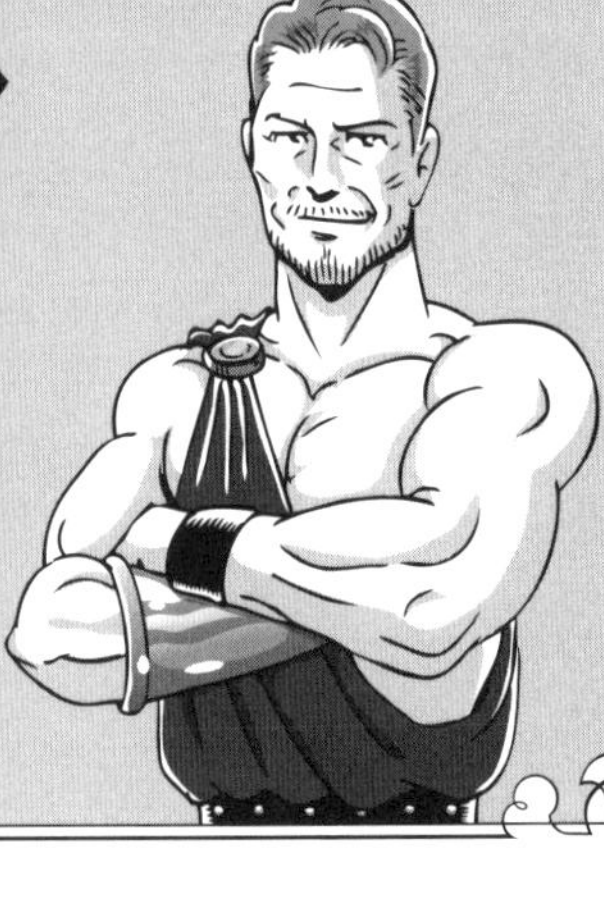

●新しい筋肉から分泌される

では――。

〝マイオカイン〟は、どのように分泌されるのでしょう？

これまでの研究で、それは「新しい筋肉から分泌される」ことが、わかっています。

筋肉は通常の負荷以上の力を加えると、いちど筋繊維の「破壊」が起こります。

「筋肉痛」も、その一種のサインです。

その後、筋肉は「超回復」という修復をへて、新しく、より太く、「増強」するのです。

つまり、〝マイオカイン〟は筋トレしたあと回復した〝新しい筋肉〟から放出されるのです。

つまり、……「筋トレ」→「筋破壊」→「休息期」→「超回復」→「新筋肉」→「〝マイオカイン〟分泌」……となります。

だから、筋トレこそ、万能ホルモンを分泌させるベストの方法なのです。

●「筋トレ」「休息」の交替

さらに、最近の研究では、一回の運動で分泌される〝マイオカイン〟の量には、限界があるといいます。

一日だけ、ハードな運動をしても、その分泌量は限界にたっしてしまいます。一日限りの激しい運動より、毎日、短時間のソフトな運動を継続する。

その方が、〝マイオカイン〟分泌は好調という研究報告があります。

筋トレによる筋肉増強グラフでも、「運動」と「休息」の適度な交替が、筋肉を増大させていくことを証明しています。

選手がへとへとになるしごき特訓は、ぎゃくに、肉体を疲弊させ、筋肉も増大どころか衰退していくのです。

〝マイオカイン〟分泌も、同じです。

ソフトな「筋トレ」と「休息」の交替の大切さを再認識します。

第6章

「筋トレ」で、病気も、防げる！

——運動だけで、三分の二は防げる

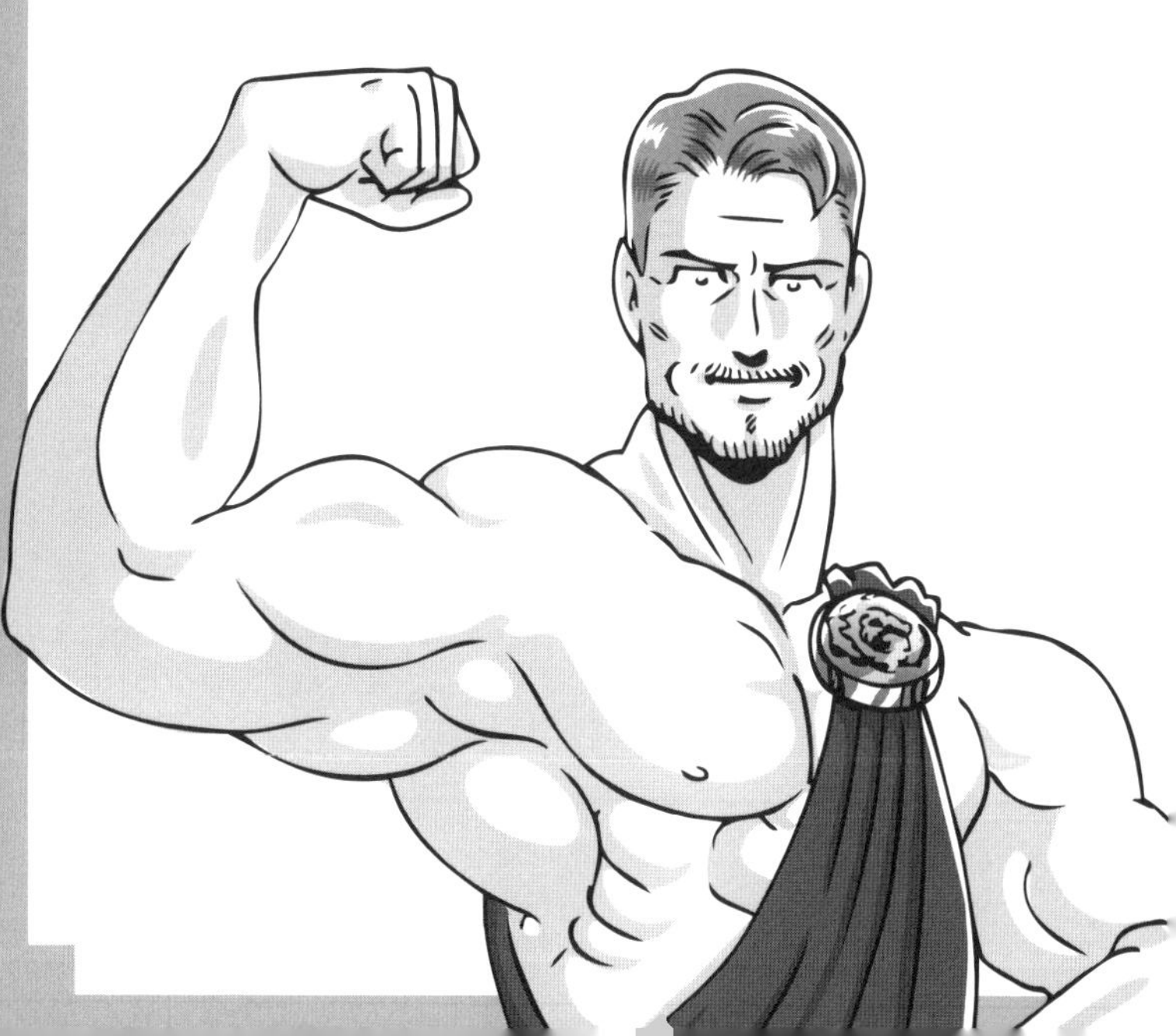

25

運動するだけでガンは防げる

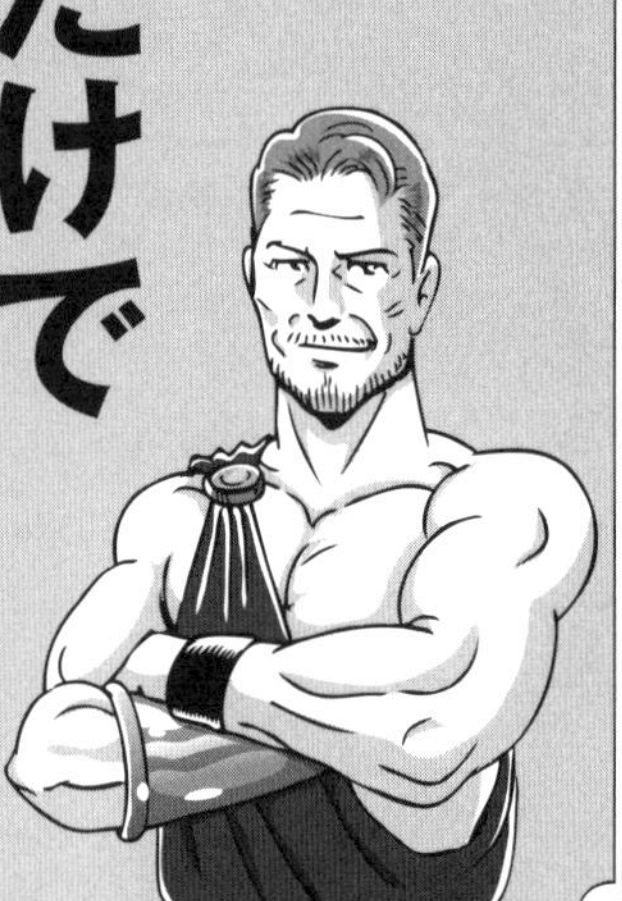

●運動不足は腸ガンを三倍も多発

運動をするだけでもガンを防げます。

それは、多くの研究報告が立証しているのです。

たとえば、よく知られたラットの実験があります。

それは、回転輪を走る「運動グループ」と、じっとしている「非運動グループ」の発ガン率を比較したものです。

その結果、「非運動グループ」の大腸ガンの発症率は、「運動グループ」にくらべて、じつに二・七倍でした。

小腸ガンは、さらに多い三・三倍です。

これは、ぎゃくに「運動不足は、腸のガンを約三倍も多発させる」という恐ろしい警告でもあるのです。

この実験結果では、ガン全体でも「運動グループ」の発ガン率は、「非運動グループ」の三分の一でした。

つまり、運動をするだけで――ガンの三分の二は防げる――ことの証明です。

（米健康財団、レディ博士らの報告）

これは、あくまで動物実験による結果です。

ヒトを対象にした研究はあるのでしょうか？

26

運動と菜食で大腸ガンのリスクを減らす

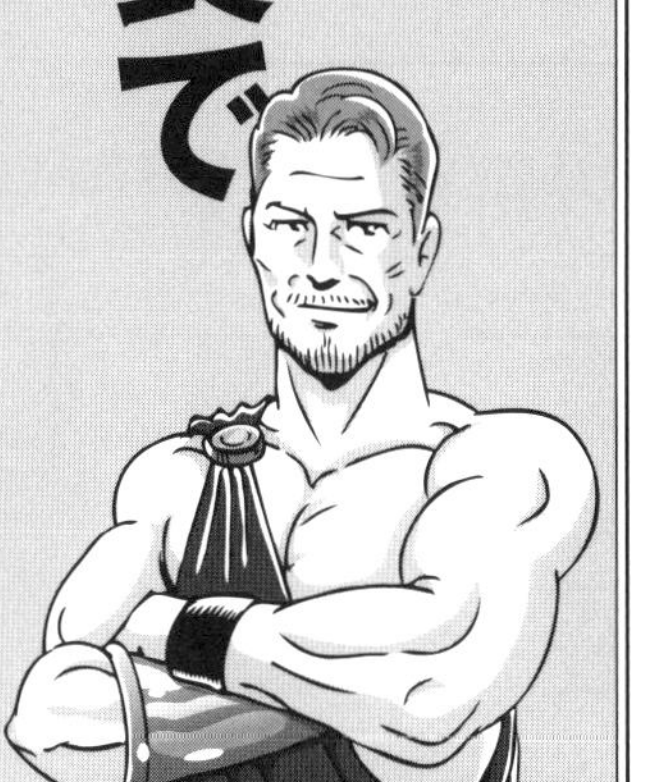

●体を動かせばガンは減る

〈グラフ2〉は、運動量が多くなるほど、ガンの発症リスクが減少することをしめしています（国立ガン研究センター、津金昌一郎博士、資料より）。

ここで表示された「運動量」とは「身体活動量」のことです。

これはスポーツなどの運動と日常生活活動を合わせたものです。

〈グラフ2〉左端が「少ないグループ」で右端が「多いグループ」です。

左と右を比較してみましょう。

「身体活動量」がもっとも多い人たちが、ガンにかかるリスクは男性〇・八七倍、女性〇・八四倍です。

つまり、発ガン率は、男性で一一・三％、女性で一一・六％減っているのです。

津金博士によれば、国際的評価（『世界ガン研究基金』）でも、「運動によるガン防止効果」は確認されています。

それは――。

①結腸ガン（確実）、②乳ガン（可能性大）、③子宮体ガン（閉経後）（可能性大）、④肺ガン（可能性示唆）、⑤肝臓ガン（同）。

日本人を対象にした研究でも、同様の評価が出ています。

運動は、男性の結腸ガン、肝臓ガン、すい臓ガンのリスクを減らし、女性の胃ガンリスクも減らすのです（一〇万人、追跡調査）。

●大腸ガン防止は運動と菜食で

ラット実験と同様に、人間で劇的に減るのが大腸ガンです。

〈グラフ3〉は、大腸ガンの一種、結腸ガンと運動量の関係を比較したものです。

体を多く動かす人は、少し動かす人にくらべて、発ガン率は〇・五八％に激減しています。

つまり、運動効果がガンリスクを四二％も減らしたのです。

国際的研究では、女性もやはり同様の結果が出ています。

大腸ガンの最大リスクは、欧米型の肉食です。

アメリカに移住した日系移民の一世、二世、三世の大腸ガン発症は、母国日本にくらべて増えつづけ、三世は日本人の五倍も大腸ガンで死亡しています。

それは、白人と同じ死亡率です。

つまり、大腸ガンを防ぐには、運動と菜食がとても有効なのです。

●糖尿病を防ぎ、発ガンを減らす

〈グラフ4〉は、糖尿病患者がガンにかかるリスクです。

通常を一とすると、①大腸ガン…一・三倍、②乳ガン…一・二倍、③膀胱ガン…一・二倍、④肝臓ガン…二・五倍、⑤すい臓ガン…一・八倍、⑥子宮体ガン…二・一倍です。

糖尿病患者は六種類のガンに対して、すべてに一般人より多く発ガンしています。

糖尿病は「万病の元」といわれます。ガンに対しても同じです。

ここに糖尿病患者たちの悲惨なグラフを紹介したのには訳があります。

「筋トレ」「運動」で、筋肉から分泌される〝マイオカイン〟には、糖尿病を防止する効果が立証されています。

つまり、「筋トレ」などで糖尿病の発症リスクが減る。

すると糖尿病になってからかかる発ガンリスクも減る。

「筋トレ」などは、結果的に発ガン患者を減らすことにつながるのです。

（NHKテレビ「今日の健康」参照 2016／9／6）

〈グラフ 2〉 運動量と全がんリスク

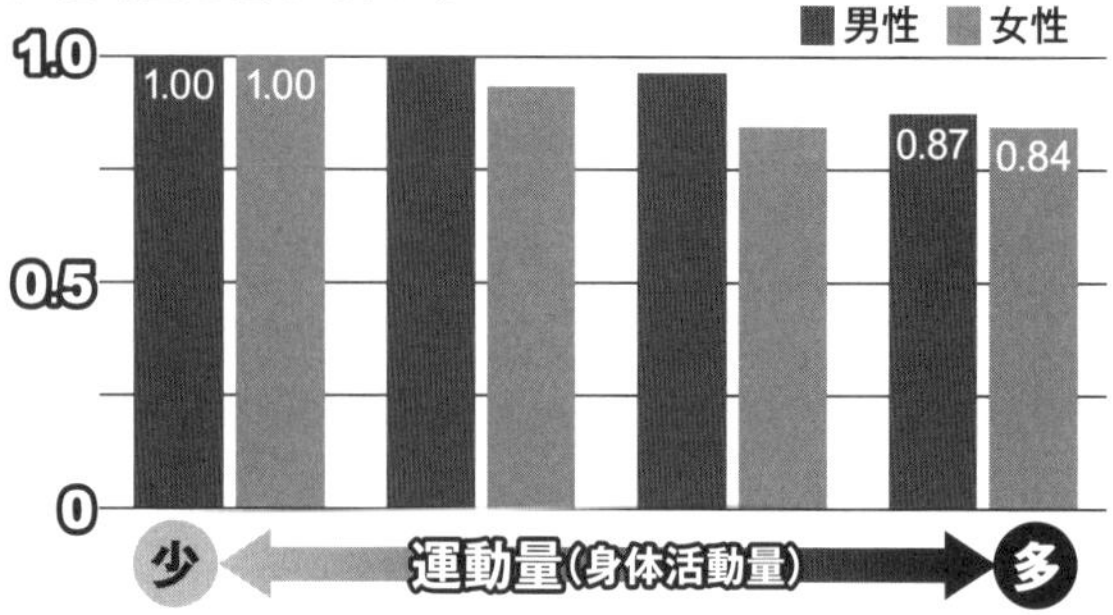

〈グラフ 3〉 運動量と結腸がんになるリスク（日本人男性）

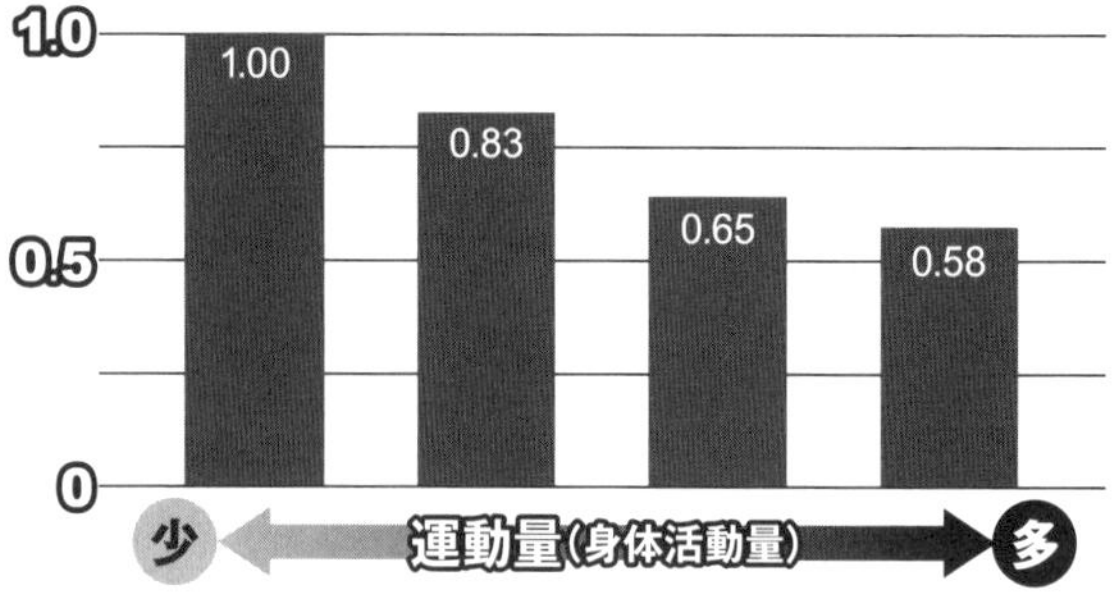

〈グラフ 4〉 糖尿病患者が がんになるリスク

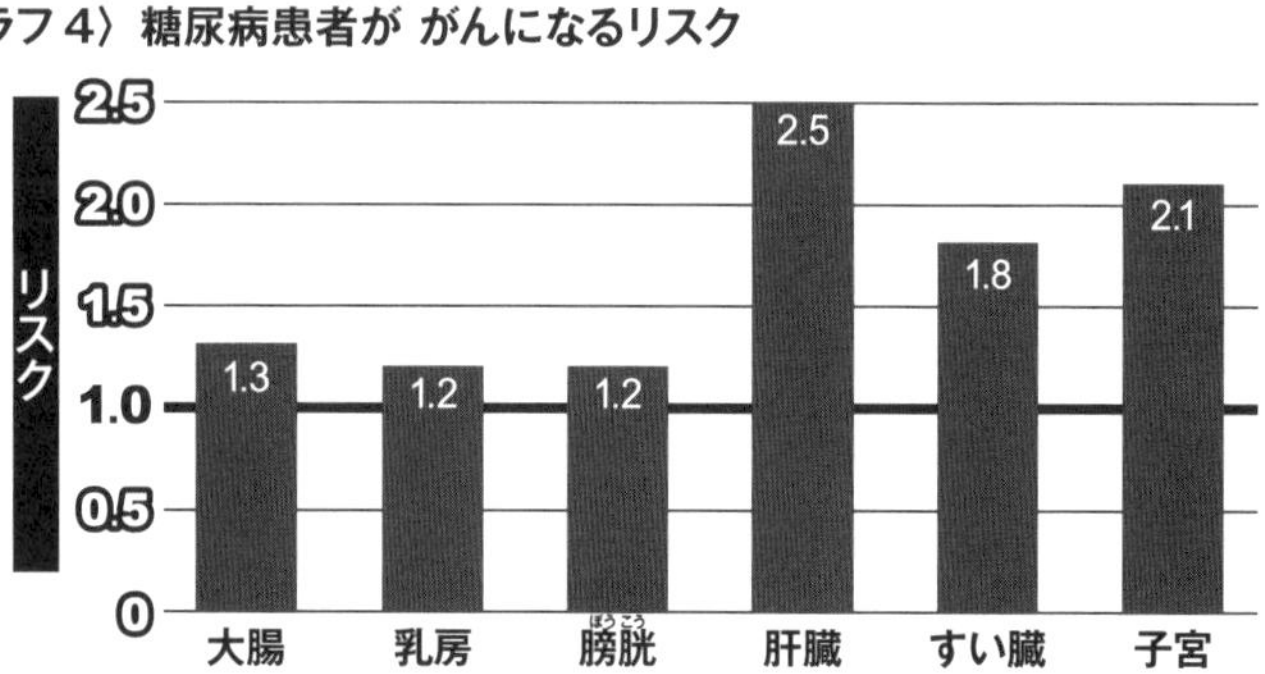

27

ウォーキングには すごい効果が!

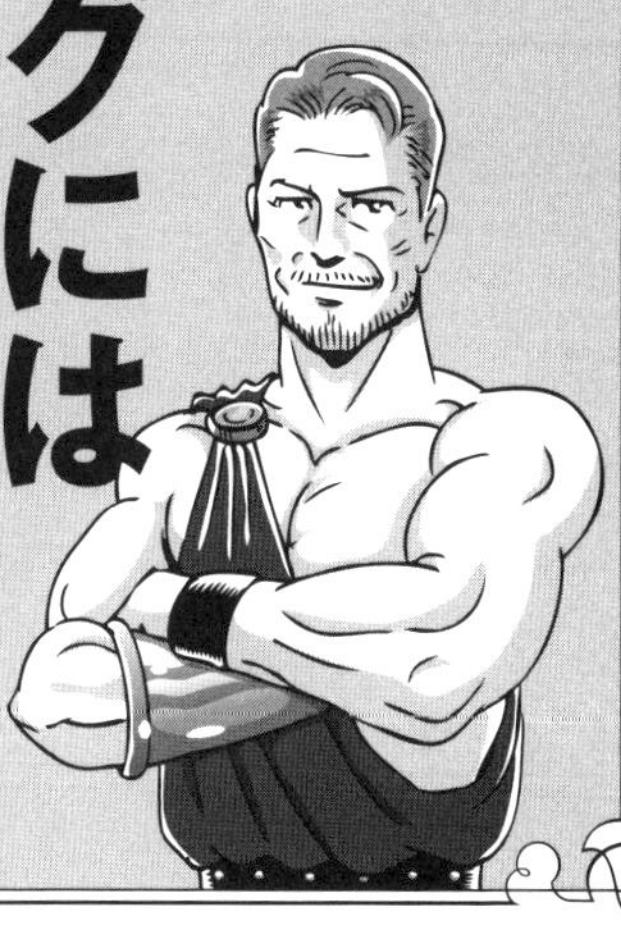

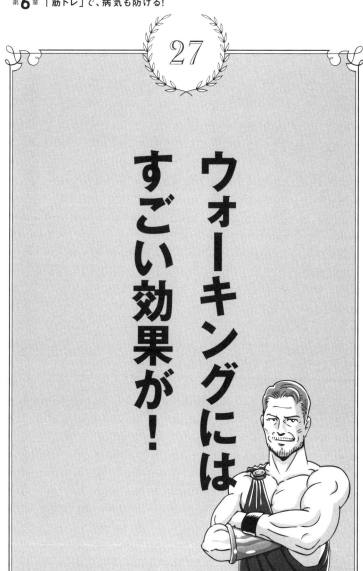

●平均二〇%減らした運動効果

ウォーキングを毎日行うだけで一三種もの発ガンリスクを減らせる。

一四四万人を対象にした大がかりな調査の結論です。

研究を行ったのは米国立ガン研究所（NCI）などの合同研究チーム。

欧米の一二件の調査報告を基礎に、一九～九八才の男女、一四四万人を対象に「生活習慣とガン発症」の因果関係を追究した。

追跡調査には一一年もの期間が費やされたのです。

その解析結果は、「運動」のガン予防効果を明白に証明しています。

「……週に五回以上、ウォーキングなどの活発な運動を行っている人では、『運動をしない』人にくらべて、ガンの発症リスクが、平均二〇%低下することがわかった」(同報告)

研究員のS・ムーア氏は、こう忠告します。

「……余暇時間に座ったまま、すごすのはやめましょう。立ち上がってウォーキングなど運動することが大切です。運動習慣のある人は、さまざまな部位のガンの発症リスクを下げられます。肥満、心臓病も防げます」

次の表は、ウォーキングで減らせたガンの一覧です。

一三種類のガンが、平均で二〇%前後も減らせることが、立証されています。

とくに――食道腺ガン：四二%、肝臓ガン：二七%、肺ガン：二六%、腎臓ガン：二三%……と、大きく減らしていることに注目すべきです（『JAMA』2016／176に掲載）。

ウォーキングで減らせた ガン一覧

食道腺ガン	42%
肝臓ガン	27%
肺ガン	26%
腎臓ガン	23%
胃噴門ガン	22%
子宮体ガン	21%
骨髄性白血病	20%
骨髄腫	17%
結腸ガン	16%
頭頸部ガン	15%
直腸ガン	13%
膀胱ガン	13%
乳ガン	10%

28

「運動」は最良の予防法で最良の治療法

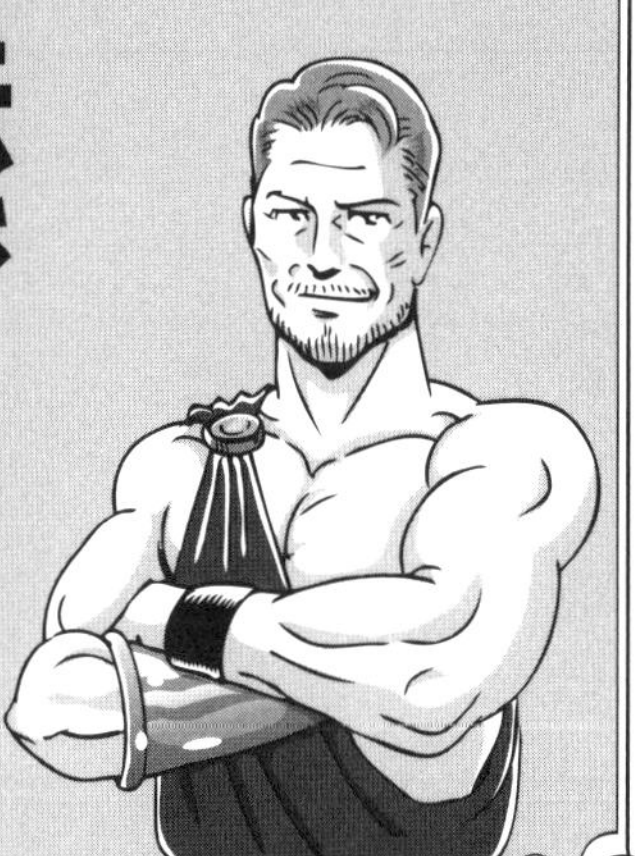

●前立腺ガン死は五七%減少

日本ではガン予防に「運動」や「筋トレ」を推奨する医者、研究者は皆無に近い。

あまりに、のん気で、立ちおくれています。

――最良の予防法は、最良の治療法ともなる――

これまで、運動がガンを減らす事例を、あげてきました。

だから、運動療法はすぐれたガン予防法なのです。

それは、すぐれたガン治療法にもなるはずです。

ガン患者に運動治療をとり入れれば、やはり、めざましい効果を表す。

それを証明する報告があいついでいます。

①大腸ガン患者六六八人(男性)を二〇年間、追跡調査した結果、二五八人が死亡し

た。うち八八人は大腸ガンが死因だった。

そこで、患者たちの「一週間の運動量」を比較して検証してみた。

その結果、「運動量が多いほど」死亡率は低かった。

運動が大腸ガン死を防いだことは、歴然だった。

「……最も運動量の多かったグループは、まったく運動しなかったグループにくらべて、大腸ガンによる死亡リスクが四七%も下がっていた」(Ann Intern Med 2009)
②二七五〇人の前立腺ガン患者を追跡調査した結果、うち一一七人にガンの再発・転移、死亡がみられた。
「週三時間未満しかウォーキングしていない」患者たちにくらべると、「週三時間以上ウォーキングしている」患者たちのガン再発・転移、死亡リスクは、五七%も下がっていた!(ハーバード大学報告 2011)

③「運動によって大腸ガンや前立腺ガンの進行は抑えられる。アメリカにはランニングやウォーキングでガンを抑制しようという患者サークルがいくつもあります」（奥井識仁医師）。奥井医師は、みずから市民ランナーで、トライアスロンなどにも出場しています。また、マラソン大会などで、事故に備えて選手と一緒に走る〝ドクターランナー〟としても知られています。だからコメントには、より説得力があります。

④「前立腺ガン患者一〇二人（平均七四・八才）にホルモン療法とウォーキングを指導した。八年間で四八人が死亡した。うち二〇人（四一・七％）は前立腺ガンが原因だった。しかし、『一か月に一二〇kｍ以上のウォーキング』をしている人たちは、死亡率が半分に抑えられた」（奥井医師）

驚くべきは一二〇kｍ以上ウォーキングした患者の前立腺ガン死亡はゼロだった！

これらの大差は、明らかに「運動」効果なのです。

（「日経ビジネスオンライン」参照）

29

運動不足はかんまんな〝自殺〟

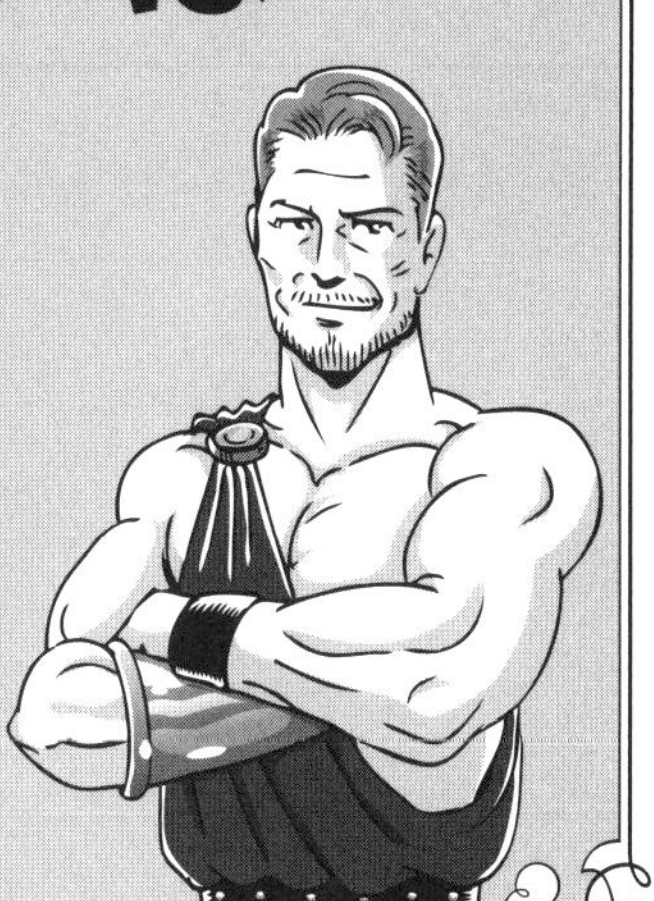

●「運動」はＮＫ細胞を増やす

「運動」がガンを抑える理由はなにか？

もちろん、筋肉ホルモン〝マイオカイン〟のガン抑制効果もあるでしょう。

さらに、「運動は、リンパ球（白血球）を増加させる」ことが知られています。

とりわけ、リンパ球の仲間のＮＫ細胞（ナチュラル・キラー細胞）は、直接ガン細胞を攻撃する免疫細胞です。

運動効果でＮＫ細胞の増加も確認されています。

運動による免疫細胞の増加も、ガンを防ぐメカニズムの一つといえるでしょう。

その他、運動をしたあとは、快感にみたされます。

そのリラックス効果も、自律神経を交感神経から副交感神経にシフトさせ、血糖値や血流・血圧を安定させます。

これらも、ガン抑制効果につながっているのは、まちがいないでしょう。

●運動不足と発ガンメカニズム

「運動不足は、かんまんな〝自殺〟である」(ヨガの戒め)

運動不足が、ガンの原因になり、死亡原因にもなる例をあげてきました。

その因果関係の一つが「肥満」なのです。

運動不足は、大きな確率で「肥満」をもたらします。

そして――「肥満」は、大腸ガン、乳ガン、食道腺ガン、子宮体ガンの原因になることが立証されています。

「運動不足」→「肥満」→「発ガン」……というプロセスで、ガンになるのです。

これは……「運動不足」→「糖尿病」→「発ガン」……というメカニズムと同じです。

――以上。「運動」はガンを防ぎ、「運動不足」はガンをやしなう。

これらの事実も、決定的です。

しかし、ガンになって、あわててウォーキングなどに、とり組んでも、やはり手遅れです。

ふだんから「筋トレ」「運動」習慣をつけておきましょう。

そちらの方が、はるかにかんたんです。

そして、無病と長寿を約束してくれるのです。

第7章

ひざ痛、腰痛、脊柱管狭窄症も「筋トレ」で改善

――「安静」「痛み止め」はバツ！　動かして治せ

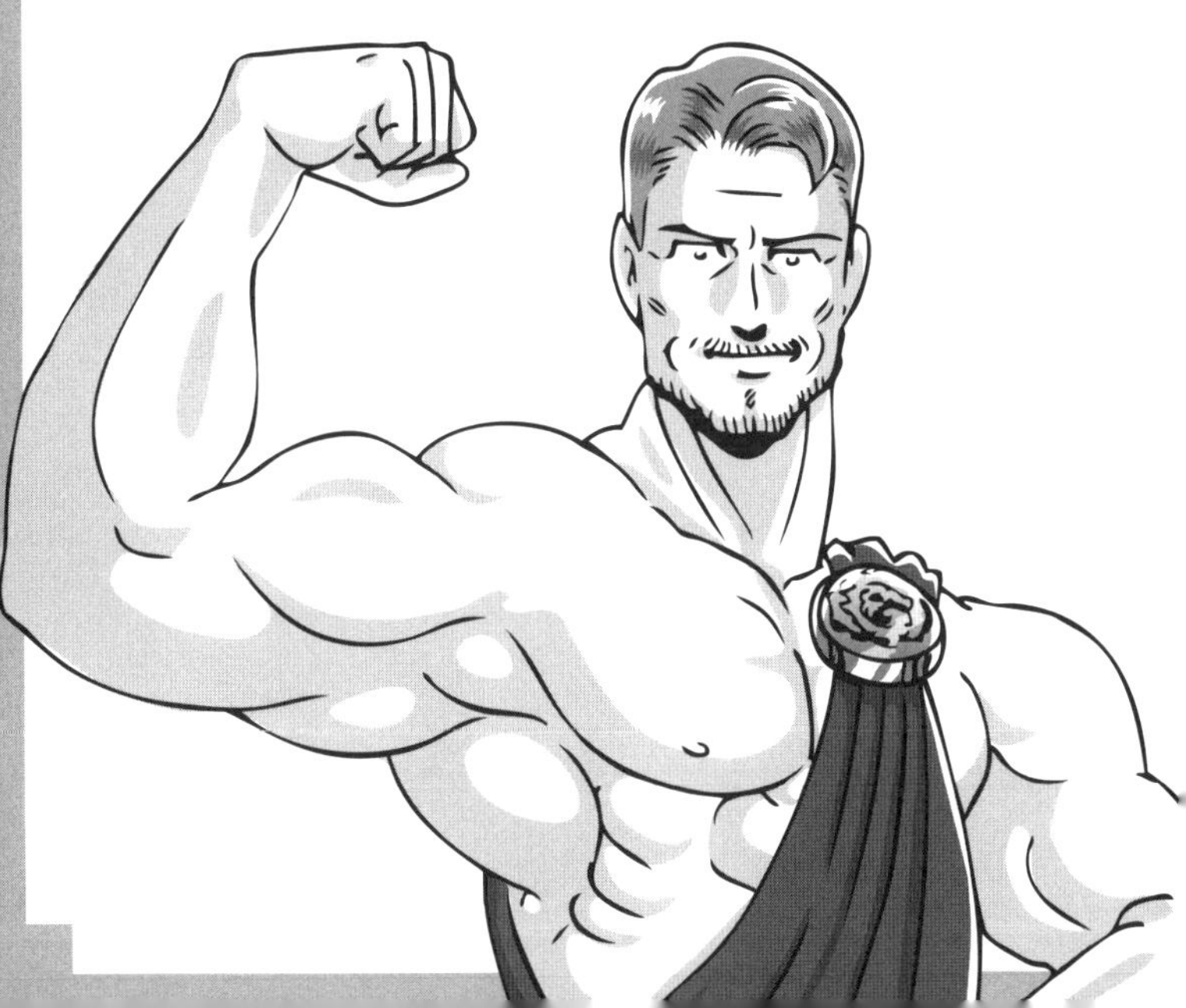

30

「動かして治す」新しい医学常識です

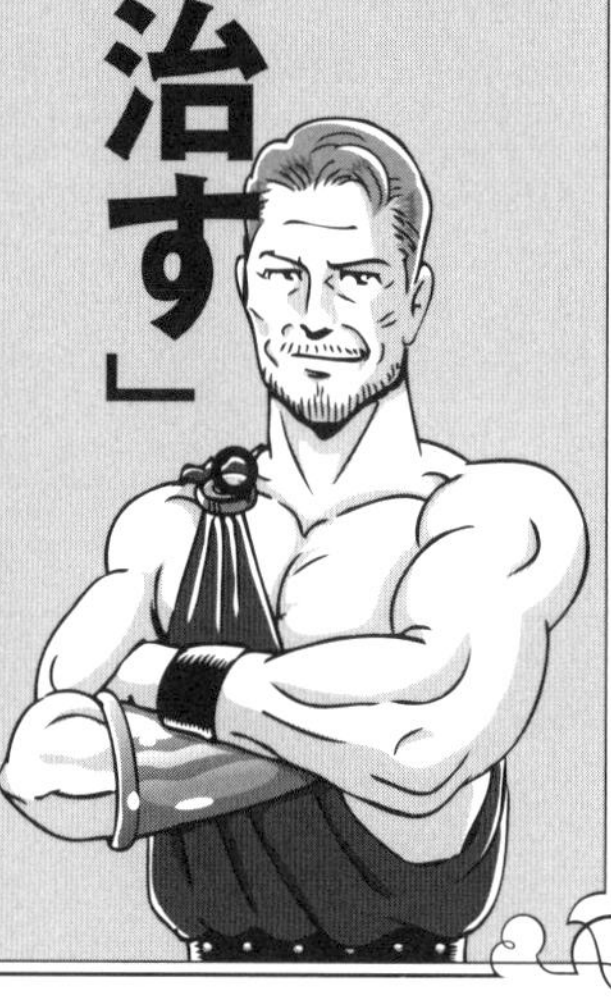

●手術失敗で重度障害になった

ひざ痛、腰痛は、筋トレで改善します。
脊柱管狭窄症《せきちゅうかんきょうさくしょう》ですら、動かすことで改善するのです。
これが、医学界の新しい常識です。
これまでの医学は、まず、「絶対安静」、そして「鎮痛剤」投与でした。
いまだに、このやり方にこだわっているお医者さんも、おおぜいいます。
では、そんな病院で、ひざ痛、腰痛は治っているのでしょうか？
答えは、ノーです。〝治療〟するほど症状は、どんどん悪化していく。
そして、最後には、最悪の脊柱管狭窄症という診断名を下します。
「腰痛原因は脊柱管が狭くなっているからです。もう手術しかありませんネェ」。
気の毒そうに、首をふる。
「そうですか……。では、センセイ、お願いします」
こうして手術を受けさせられたわたしの友人、先輩が三人います。

S君の場合は、全身麻酔の大手術でした。

無意識の世界で、フル・ハイビジョン並みの鮮明なお花畑が見えたそうです。

つまり、死の淵の直前まで、行ったのです。アブナイところでした。

もう一人のA君は、なんとか成功したようです。

不幸なのは先輩のIさん。手術は失敗し、歩行困難の重度障害が残りました。その後、障害者として一生を送るはめになったのです。

腰痛を治すのに、脊柱管の中をいじる。

恐ろしい発想です。そこには、大切な脊髄が通っています。これは、神経の束です。

それを、少しでも傷つけると、先輩のIさんのような悲劇が待っています。

31

痛みの原因は運動不足と悪い姿勢

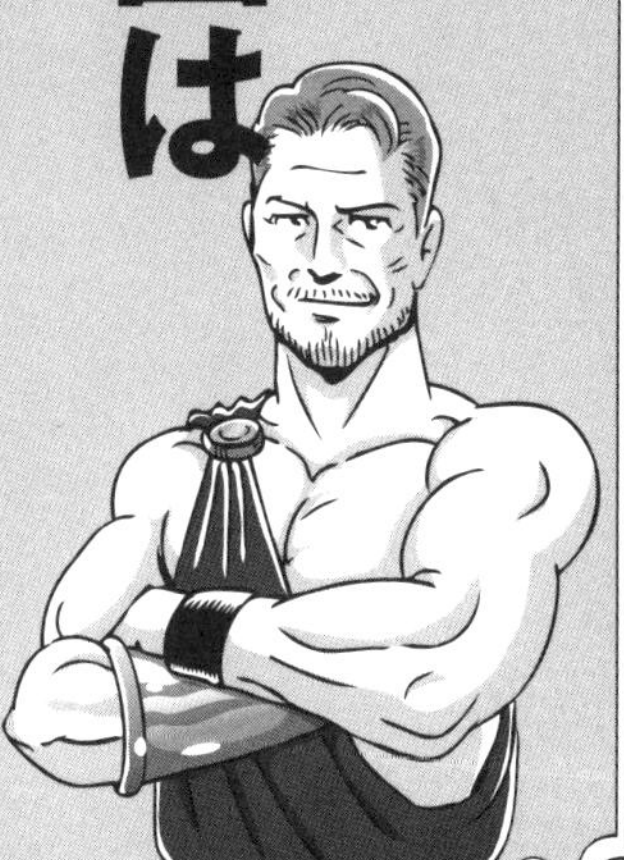

●楽あれば苦あり、苦あれば楽あり

高齢化で、ひざ痛、腰痛などに悩む人が、増えています。

原因は、何でしょう？　それは、ズバリ、運動不足と悪い姿勢です。

昔のお年寄りは、実によく体を動かしていました。

農作業から家事万端まで、こまめに体を動かして、こなしていたのです。

だから、ひざ痛や腰痛とは、無縁でした。

ところが、家電製品や自動車などの普及で、現代人は、体を動かさなくてすむようになりました。何でも、キカイがやってくれる。

なんとも、便利な世になったものです。

しかし、便利と不便は、コインの裏表のようなものです。


――楽あれば苦あり、苦あれば楽あり――


この、昔からのイマシメを、忘れてはなりません。

なんでも自分でこなす。昔は家事一つとっても、大変でした。

料理、洗たく、雑巾がけ。まさに、苦労の日々です。
しかし、「苦あれば楽あり」です。

●椅子にベッド、洋式のツケ

運動不足の原因の一つが、ベッドに椅子の洋風の暮らしです。
和式では布団の上げ下ろしがあたりまえです。
この軽作業がひざ痛、腰痛に効果的だったのです。
なるほど、ベッドは布団の上げ下ろしがなくて、楽チンです。
さらに、和式の暮らしだと、座布団から立ったり座ったりします。
椅子の洋式だと、それがなくて、これもじつに楽チン。
しかし、ここにも「楽あれば苦あり」のイマシメが、忍びよっています。
現在、高齢者の多くにひざ痛患者が激増しています。
その理由が、椅子式の洋式ライフスタイルなのです。
このお年寄りたちは高度経済成長期に、団地の2DKなどで新婚生活をスタートさせた世代です。
そこでは椅子、テーブルがふつうでした。
さらに洋風は普及します。
新築戸建てでも、和室がないのが、あたりまえになっています。
つまり、和式の立ったり、座ったりの動作がなくなった。
だから、運動不足もあたりまえ。足や下半身の筋肉もおとろえる。
すると、ひざ痛、腰痛が忍びより、ア痛《いた》、タ、タ……ッとなる。

32

「筋トレ」で、関節痛は、こうして改善

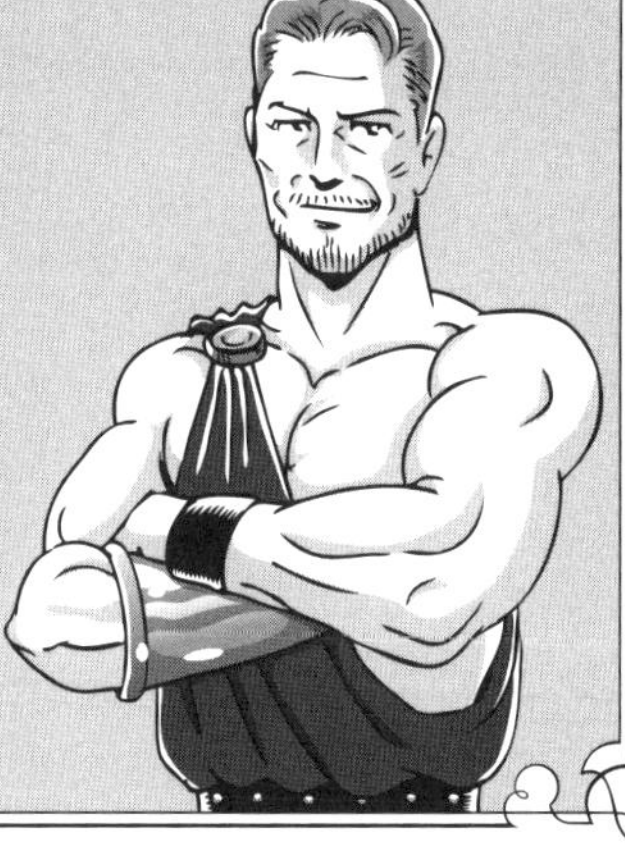

●運動不足で関節痛が起きる

なぜ、運動不足が、ひざ痛、腰痛……など、関節痛の原因となるのでしょう?

それは、筋力が弱まるからです。つまり、筋肉の力が弱くなる。

それで、関節痛がおこるのは、つぎのようなメカニズムです。

わたしたちの身体の骨格は二〇六個の骨で構成されています。

骨と骨の接するところが関節です。そして、それらは数多くの筋肉でおおわれています。筋肉は互いちがいの骨に靭帯《じんたい》でくっついています。

その伸び縮みで身体は自在に動くことができるのです。

そして、強い筋肉は、強い骨格をつくります。ぎゃくに、弱い筋肉は、弱い骨格をつくるのです。弱い骨格の典型が、関節の歪《ゆが》みです。


強い筋肉でしまった身体は、関節も正常です。

弱い筋肉でゆるんだ身体は、関節も異常です。

関節が、ゆるみ、歪んでくる。早くいえばズレてくる。だから、関節の骨と骨のクッション役の軟骨の神経が悲鳴をあげる。これが、ひざ痛など関節痛の正体です。

●関節をしめ、位置を修正する

欧米では腰まわり筋肉を〝神様がくれたコルセット〟と呼んでいる、と述べました。

〝コルセット〟は腰をしめつける姿勢矯正の下着です。

すると、姿勢は正され、ずれた関節も正常位置に収まります。だから、変形した軟骨も再生されて正常にもどる。痛みがウソのように緩和される。それもとうぜんです。

筋トレで腹筋を鍛えれば、同じ効果が得られます。

ひざ痛など、他の関節痛も同じことがいえます。

現代医学は、この筋トレ効果に、まったく無知なのです。

だから、病院に行っては、いけません。

33

病院に行くな！
医者はクスリ、
手術で荒稼ぎ

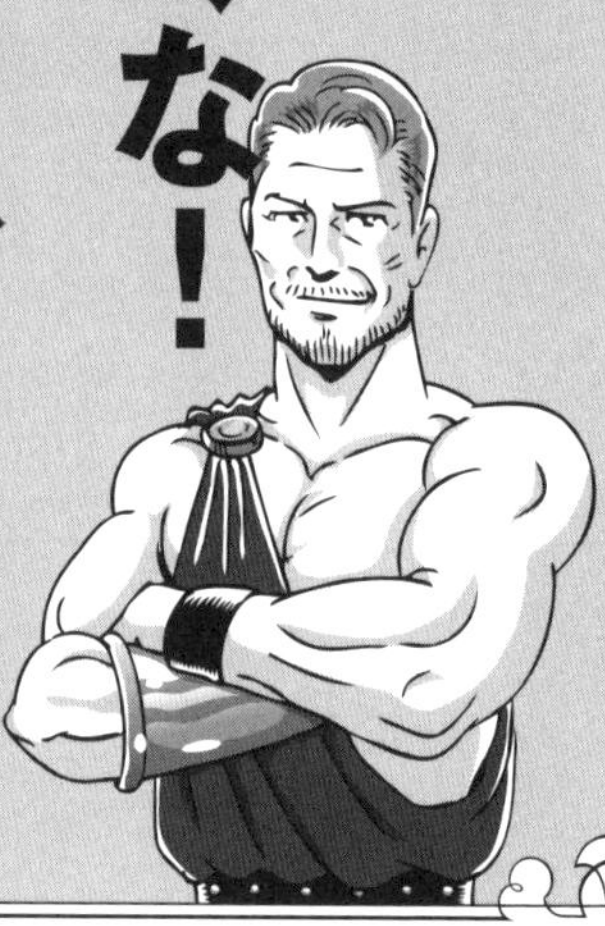

●痛み止めの落とし穴

全国に、ひざ痛、腰の痛み、関節痛、肩こりなどに悩む人が、おどろくほど増えています。

ひざ痛の悩み。痛い、立てない、階段がつらい、正座ができない……などなど。

そんなとき、まず、あなたは病院に行くはずです。回されるのは整形外科です。

「痛み止めを処方しましょう」

医師は、必ずこういいます。つまり、「痛みを止めます」といっているのです。

「ひざ痛を治す」とは、一言もいっていない。

そこで、処方されるのは「消炎鎮痛剤《しょうえんちんつうざい》」です。

安保《あぼ》徹《とおる》・新潟大名誉教授は、著書でこう警告しています。

「『消炎鎮痛剤』は絶対使ってはいけない」（『「薬をやめる」と病気は治る』マキノ出版）。

●根治せずに万病の原因に

「鎮痛剤」で痛みが〝消える〟しくみは次のとおりです。

それは、患部の血流を阻害して神経を麻痺させ、痛みを感じなくさせるのです。

よく、お葬式のときなど、正座していると、脚がしびれて、感覚がなくなりますね。つねっても、何も感じない。それは、正座で血流が止まり、神経が麻痺しているため、痛覚を感じないだけです。

安保教授が、「痛み止めを絶対使ってはいけない」と警告するのは、訳があります。「痛み止め」による血流阻害は、万病を引き起こすからです。

あらゆる病気は、血流不全から生じるといって過言ではありません。

34

正しい「運動」と「姿勢」と「動作」を

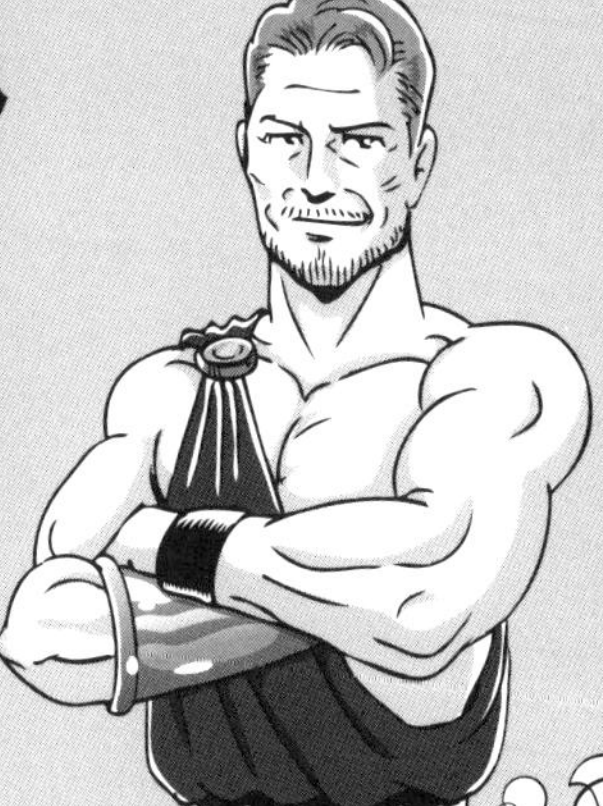

●医者のワナにはまらないで

「……治りませんからねぇ」という医者がいたら、即、診察室から脱出すべきです。

次にいうセリフは決まっています。

「まず、クスリで抑えましょう」「いい手術がありますからネ」

こうなると、あなたは、ワナにはまったエモノ同然です。

「変形したひざ軟骨は再生しませんから」と、見えすいたウソをつく医者もいる。

骨組織は「破骨細胞」と「骨芽細胞」で、日々、修復と新生をくり返しています。

それは、身体のあらゆる組織・臓器にいえます。

それを、ウソでくるめて高額手術にひきずりこむ。

医者のつくウソにだまされてはいけません。

さらには、ヒアルロン酸注射や水抜き治療なども、その場しのぎの対症療法にすぎません。

ひざ痛、腰痛、関節痛さらに脊柱管狭窄症の原因は、運動不足と悪い姿勢です。

さらに、かたよった動かし方で起こります。

なら、正しい「運動」と「姿勢」と「動作」にもどす。

これが、ベストの治療法です。

しかし、この治療法をすすめる整形外科医は皆無に近い。

なぜか？　このように自然な療法で治られては、医者はもうからない、からです。

●根治をめざす整体院へ行こう

「ひざ痛は、動かして治す」

こう主張し、実践している整体師が増えています。

こちらが正解です。だから、病院ではなく、整体院に行くべきです。

「……痛みの根本原因を放置しつづければ、最後は手術が必要となる」

良心的な整体師は、こう警告しています。それは、正しい指摘です。

「ひざ痛が治らないのは、治療がまちがっているからです」

こう断言するのは、ＪＭ整体院の前村良佑氏。その治療法は、患者ごとに、ひざ痛の原因をさぐることから始めます。

つまり、原因を究明し、それを改善することで、根治をめざす。この方式が正解です。

世界柔道の金メダリストも、彼のもとで施術を受けているそうです。

「初回であれ、痛くないを実感」「一〇人中一〇人が改善する」

それも、同整体院の根治アプローチなら、とうぜんと思えます。

35

脊柱管狭窄症も自分で治せる！

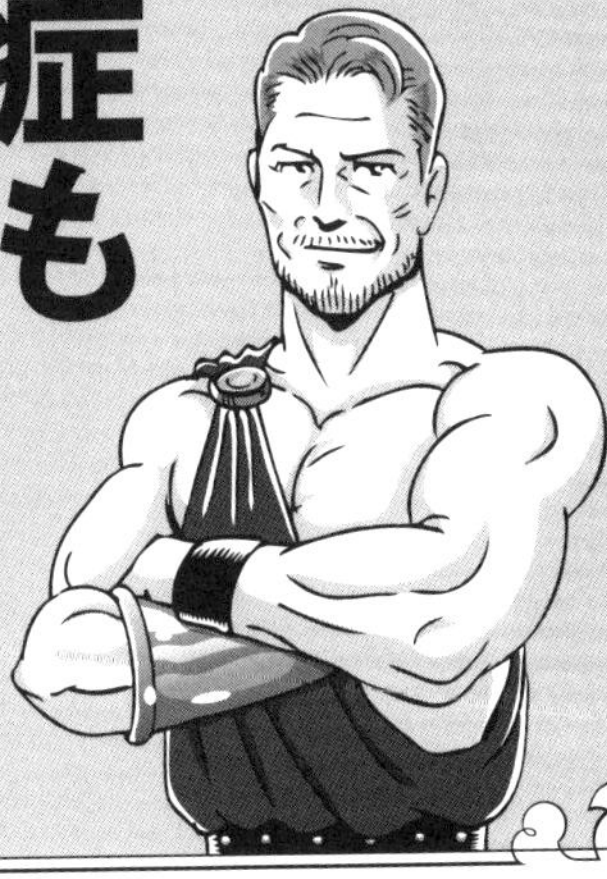

●動かせ！　安静は最悪！　指導書多数

腰痛でも重症の脊柱管狭窄症は、どうでしょう？

やはり「自分で治す」「動かして治せ」「安静は最悪！」が新しい流れなのです。

具体的な改善方法を指導する書籍なども、多く出版されています。

危険な手術より、自力回復の方が、はるかにいい。

それは、いうまでもないことです。

①**『脊柱管狭窄症は自分で治せる！』（酒井慎太郎著　学研プラス）**

「高齢者腰痛の最大の原因といわれる『脊柱管狭窄症』。ゴッドハンドと称される著者が、患者自身が自宅でできる体操やストレッチで、痛みを解消する方法を伝授する。また普段の歩き方や姿勢など、日常生活の工夫で腰痛を防ぐ手立ても解説」（本紹介より）

②**『脊柱管狭窄症は99％完治する』（酒井慎太郎著　幻冬舎）**

著者は、さかいクリニックグループ院長。「〝下半身のしびれ〟も〝間欠性跛行《かんけつせいはこう》〟も、あきらめなくていい！」と主張しています。著者は、テレビ、ラジオなどでも大人気という。本書では、「症状ごとに、即効性のある対処法を紹介。かんたん&すぐできる15の『解消メニュー』で〝あなたの悩み〟を、いますぐ解消！」（本紹介より）。

③『脊柱管狭窄症をピタリ治す自力療法――改善率9割！ 特効ストレッチ初公開』（マキノ出版）

「脊柱管狭窄症は安静にすると、ますます症状が悪化します。少しずつでも体を動かし、刺激を与えるのが得策」（本紹介より）

④『脊柱管狭窄症克服マガジン 腰らく塾 Vol．6 2018年 春号』（わかさ出版）

「……患者さんの最大の悩み『間欠性跛行』を大特集!! 痛み・しびれで歩けないが治り、どんどん歩けるようになる裏ワザを全力で紹介します!! 外出先での緊急対処法や、すぐに歩けるようになる休憩法、特効マル秘ツボなど一冊まるごと間欠性跛行対策、必見です」（本紹介より）

36

「ひざ痛」広告・CMに、だまされるな！

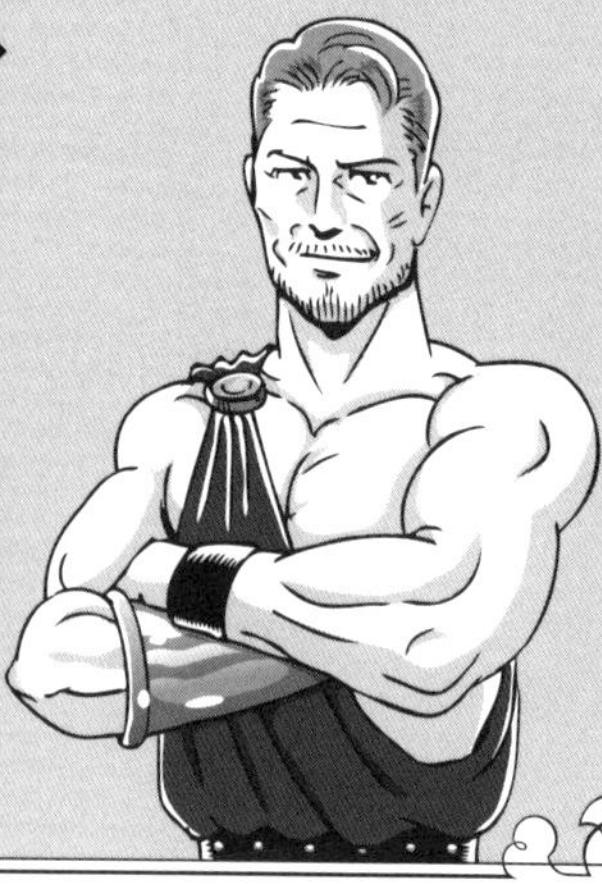

●「飲めば治る」とカンチガイ

ひざ痛に悩む人が、増えている。

それは、「ひざの痛み改善！」をうたう新聞・雑誌・ネット広告やテレビCMが氾濫していることからも、わかります。

新聞にも、連日、大きな広告が踊っています。

しかし、これら医薬品、サプリメントCMも、問題だらけです。

「飲むだけで治る！」と、誤認サッカクさせる〝効能〟をうたっているからです。

かさねていいます。多くのひざ痛、腰痛などの原因は――、
①運動不足、②悪い姿勢、③悪い動かし方です。
この三点を治さないかぎり、ひざ痛、腰痛など、治るわけがない。

なのに、これらCMは、「飲むだけで治る」と堂々とうたっています。

だから、広告を見た人は「これで、治る」とカンチガイ。先を争って購入する。

業者は笑いがとまらない。

そして、患者は痛みがとまらない（苦笑）。

●「知る」ことは「治る」第一歩

ひざ痛、腰痛、関節痛に関する広告のウソに気づいてください。
「食べて治る」「飲んで治る」健康食品やクスリなど、まったく存在しません。
一言でいえば、動かさなかったから痛むのです。
だから、動かせば治ります。
ナルホド、動かさなければラクです。
だから安静にする。すると、さらに悪化していく。
まさに「楽あれば苦あり」です。
しかし、根治方法は、痛いところを動かし、整え、鍛える。
それしかないのです。
これは、ある意味、つらいことです。
しかし、「苦あれば、楽あり」なのです。

その先に、ウソのように根治が待っています。

ただし、自己流はいけません。

歪みと痛みには、必ず、個別に原因があります。

経験を積んだ整体師や柔道整復師なら、その原因を解明、診断、指導してくれるでしょう。

あるいは、先述の指導書などを参考に、勉強し、実践することです。

「知る」ことは、「治る」ことの第一歩です。

これは、ひざ痛、腰痛などに限らず、あらゆる病気治しにつうじます。

あとがき

「筋トレ」で一〇〇才まで生きる
――五つのセルフ・ヒーリング

●自然治癒力〝一〇〇人の名医〟

世の中には、さまざまな健康法が、あふれています。
まさに、健康ブームです。いったい、どれが正しいのか？
だれでも、迷ってしまうでしょう。
健康法で、もっとも大切なのは、他人にたよらず、自分にたよることです。
医聖ヒポクラテスは、このように諭《さと》しています。

――人間には、生まれながら体内に一〇〇人の名医がいる――

この〝一〇〇人の名医〟とは、いったい、何でしょう?

それは、自然治癒力のことです。

だれでも、生まれたときから、体内にそなわっている奇跡の力です。

あなたが、台所で指を切ったとします。一週間もすれば、キズはきれいに消えているでしょう。だれが、いったい治したのでしょう。

それこそ、自然治癒力のなせるワザです。呆れたことに、近代から現代にかけての西洋医学は、この自然治癒力を黙殺してきました。現代医学の開祖、ルドルフ・ウィルヒョウ(独、ベルリン大学教授)は、こう断言したのです。

「生命とは物質にすぎない。物体に自然に治る神秘的な力など存在しない」

完全なる過ちです。

なのに、ウィルヒョウは〝医学の父〟として、いまだ崇《あが》められており、その根底からあやまった理論は、いまだ医学教科書の中央に鎮座しているのです。

●自分で癒《いや》す五つの養生法

生命観は、古代ギリシアの医聖が正しかったのです。

医聖は、自然な生き方にてっすれば一二〇才まで生きることも可能である、と説いています。その「自然な生き方」を、五つにわたしは、まとめてみました。

それが、「五つのセルフ・ヒーリング」です。

自分で癒す五つの養生法を、ぜひ実践してみてください。

むろん、本書のテーマ、筋トレもそのうちの一つです。

①少食：「生まれたとき、すでに一生に食べる食物量は決まっている」「断食は、万病を治す妙法である」（ヨガの教え）

だから、大食いは〝食いおさめ〟が早くきます。ヨガは教えます。

「腹八分に医者いらず」「腹六分で老いを忘れる」「腹四分で神に近づく」

さらに「食べる工夫でなく食べない工夫をしろ」「空腹を楽しめ」。

一九三五年、米、コーネル大学のマッケイ教授は、マウスの摂取カロリーを六割にしたら二倍生きることを立証しています。さらに、一九九九年、マサチューセッツ工科大学のガレンテ教授は「空腹で発動する長寿遺伝子」を発見しています。

古代ヨガの教えは、正しかったのです。

なぜ、断食は万病を治すのでしょう？

それは、万病は〝体毒〟から生じるからです。断食は、〝インプット〟を断つので、体は〝アウトプット〟で〝体毒〟を排泄し、浄化された理想の身体にもどすのです。

②菜食：「肉食者は、菜食者より八倍、心臓病で死ぬ」（米、フィリップス博士）。

さらに、糖尿病死は約四倍、大腸ガン死は五倍です。

心臓発作の理由は本文で述べたように、動物脂肪などが冠状動脈を詰まらせるからです。脳の血管を詰まらせたら脳梗塞です。大腸ガンは、肉など動物性食品が腸内で悪玉菌のエサとなり、腐敗が進むからです。

「腐」という漢字が、すべてを物語っています。

近年、WHO（世界保健機関）もハム、ソーセージなど肉加工食品は、五段階の発ガン性評価で、最悪の発ガン物質と断定公表しています。

ちなみに赤肉も上から二番目の発ガン性あり、と断定されたのです。国連機関が肉類を「強烈な発ガン物質」と断定したのです。この事実はきわめて重いといえます。

しかし、食肉産業などをスポンサーに持つマスコミは、いっさい、この〝不都合な真実〟を黙殺しています。

③長息：「一生の間に吸う空気の量は決まっている」（ヨガの教え）

食物同様に、呼吸量も決まっている。なら、気忙《きぜわ》しい人は、早死にします。

「吸いおさめ」が早く来るからです。東洋医学では、古来より「少食長寿」「長息長命」と教えています。こちらが、正しかったのです。

現代医学は、根本からまちがった西洋医学に支配されて今日にいたります。

しかし、最近、長息法が熱い注目を集めています。たとえば、ペンタゴン（米国防総省）は、古代ヨガの呼吸法を兵士、職員の正式訓練カリキュラムに採用しているのです。それは、下腹に意識を集中した「丹田呼吸」です。ＮＡＳＡ（米航空宇宙局）、スタンフォード大学心理学科もこの長息法を導入しています。

④筋トレ：本書で解説したとおり、その健康・長寿効果は絶大です。

ここで紹介する他のヒーリング（癒し方法）といっしょに行えば、まさにパーフェクトの養生法となります。

⑤笑い：「笑う門には福来る」といいます。「笑い」は、健康と平和をもたらす妙法です。医学的にも「笑い」の驚異的効能の数々が証明されています。

たとえば、腹の底から笑ったガン患者のＮＫ細胞（ナチュラル・キラー細胞）は、最大で六倍も増加していました。この免疫細胞は、ガンを直接攻撃することがわかっています。つまり、笑いは、ガンと戦う力を六倍にも増やすのです。

その他、さまざまな病気に驚異的な治療効果を発揮することもわかっています。

――「五つのセルフ・ヒーリング」は、だれでも、どこでも、いますぐ、できることばかりです。そして、お金は一切、かかりません！

わたしたちは、「騙す医療」「奪う医療」「殺す医療」の恐ろしさに気づくときです。その代わりの医療は存在します。それは……

「諭《さと》す医療」、「与える医療」「活かす医療」です。

そのような新しい医学を、ともにつくっていきましょう！

著者　船瀬俊介

『60（カンレキ）すぎたら本気で筋トレ！』

■主な参考文献

『医者と病院に殺されない！』（別冊宝島2388　宝島社）
『10年後、会社に何があっても生き残る男は細マッチョ』（船瀬俊介著　主婦の友社）
『できる男は超少食』（船瀬俊介著　主婦の友社）
『脊柱管狭窄症の9割は自分で治せる』（門間信之著　現代書林）
『実践編　関節痛は99％完治する』（酒井慎太郎著　幻冬舎）
『まちがいだらけの老人介護』（船瀬俊介著　興陽館）
『イラストでわかる！　寝たきりにしない自宅介護』（峯村良子著　小学館）
『年をとっても　ちぢまない　まがらない』（船瀬俊介著　興陽館）
『欧米に寝たきり老人はいない』（宮本顕二・礼子著　中央公論新社）
『ロックフェラーに学ぶ悪の不老長寿』（船瀬俊介著　ビジネス社）

『「食べない」ひとはなぜ若い？』（船瀬俊介著　ヒカルランド）
『あぶない抗ガン剤』（船瀬俊介著　共栄書房）
『食養生で病気を防ぐ』（鶴見隆史著　評言社）
『断食博士の「西式健康法」入門』（少食健康生活サポートセンターさくら著・甲田光雄監修　三五館）
『食べなきゃ治る！糖尿病』（船瀬俊介著　三五館）
『老夫婦が壊される』（柳博雄著　三五館）
『元気になりたきゃ、お尻をしめなさい』（船瀬俊介著　日本文芸社）
『5つのセルフ・ヒーリング』（船瀬俊介著「新医学宣言」事務局）
『すごい元気がとまらない5つのセルフヒーリング』（船瀬俊介著　ヴォイス）
『大往生したけりゃ医療とかかわるな』（中村仁一著　幻冬舎）
『薬に頼らない　食事　お手当て　ホメオパシー』（北村由紀著　ギャラクシーブックス）
『医療大崩壊』（船瀬俊介著　共栄書房）

『3日食べなきゃ、7割治る』（船瀬俊介著　三五館）
『世界中の長寿郷に学ぶ　健康寿命120歳説』（船瀬俊介著　三五館）
『老けない体をつくる新習慣』（山田豊文監修　宝島社）
『医者が飲まない薬、受けない手術』（TJMOOK　ふくろうBOOKS　宝島社）

本書は『60（カンレキ）すぎたら本気で筋トレ！』（弊社２０１８年刊）の新装・普及版になります。

新装・普及版
60(カンレキ)すぎたら本気で筋トレ!

2023年8月15日　初版第1刷発行

著者　船瀬俊介
発行者　笹田大治
発行所　株式会社興陽館
東京都文京区西片1-17-8 KSビル
TEL 03-5840-7820　FAX 03-5840-7954
URL https://www.koyokan.co.jp
イラスト　福島モンタ
装丁　金井久幸［TwoThree］
校正　結城靖博
編集補助　伊藤桂＋飯島和歌子
編集人　本田道生

印刷　恵友印刷株式会社
DTP　有限会社天龍社
製本　ナショナル製本協同組合

ISBN978-4-87723-315-0 C0095

一日五秒、
筋トレで背筋ピシッ!

〔普及版〕年をとっても
ちぢまない まがらない

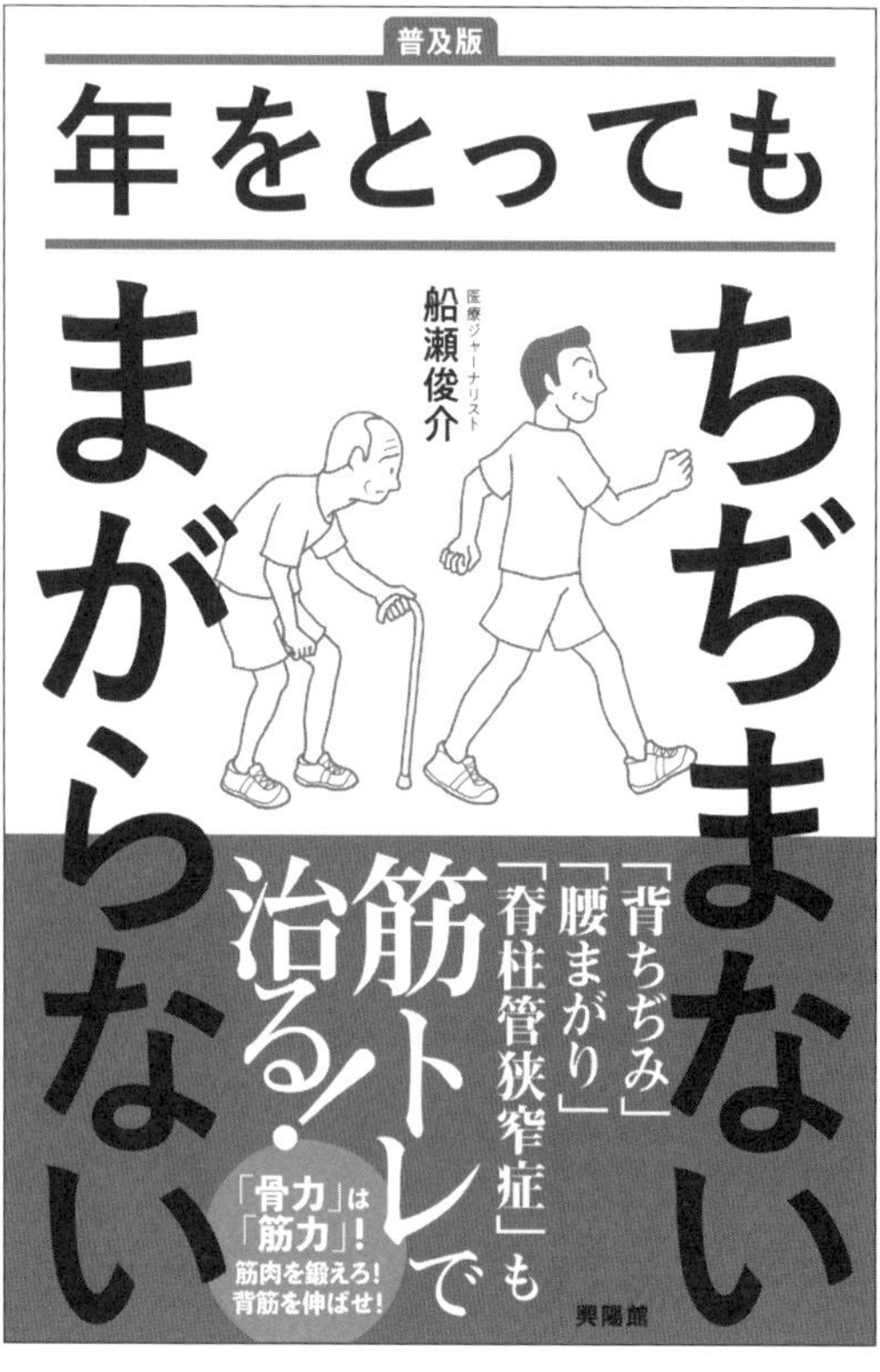

船瀬俊介

本体 1,100円+税

ISBN978-4-87723-254-2 C0095

「背が縮む」「腰が曲がる」。あなたは老化現象だとあきらめていませんか？　本書のちょっとした工夫で、ヒザ痛、腰痛、脊柱管狭窄症も改善されます！

心と体に「健康」をとりかえす
82の方法

まちがいだらけの
老人介護

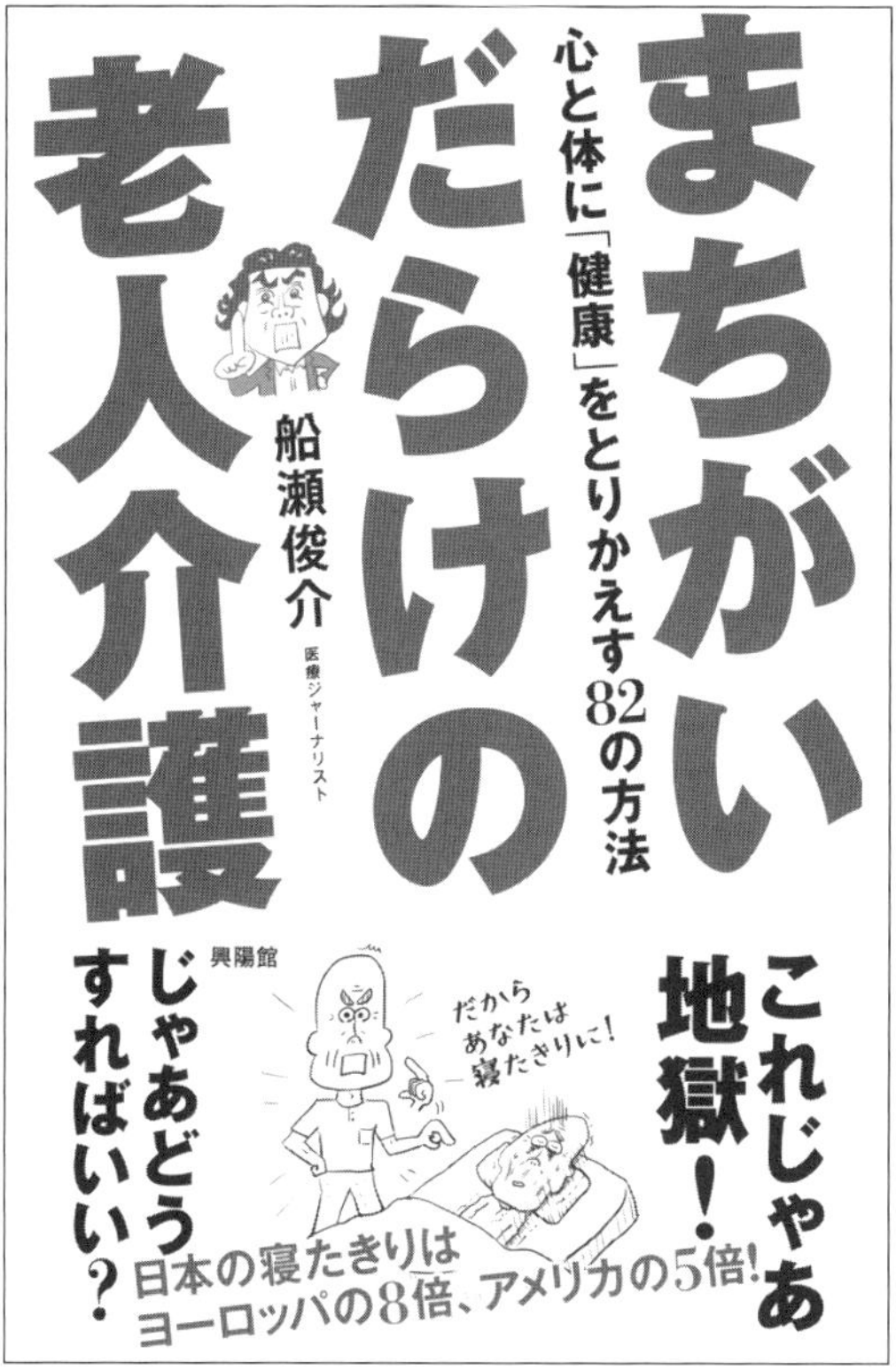

船瀬俊介

本体 1,400円+税

ISBN978 4-87723-216-0 C0095

なぜ、日本の寝たきり老人はヨーロッパの８倍、アメリカの５倍もいるのか？おかしな日本の介護を一刀両断!! 800万団塊世代よ目をさませ！「少食」「菜食」「筋トレ」「長息」「笑い」を現場に！

高齢化！
こうしてあなたは“殺される”。

老人病棟

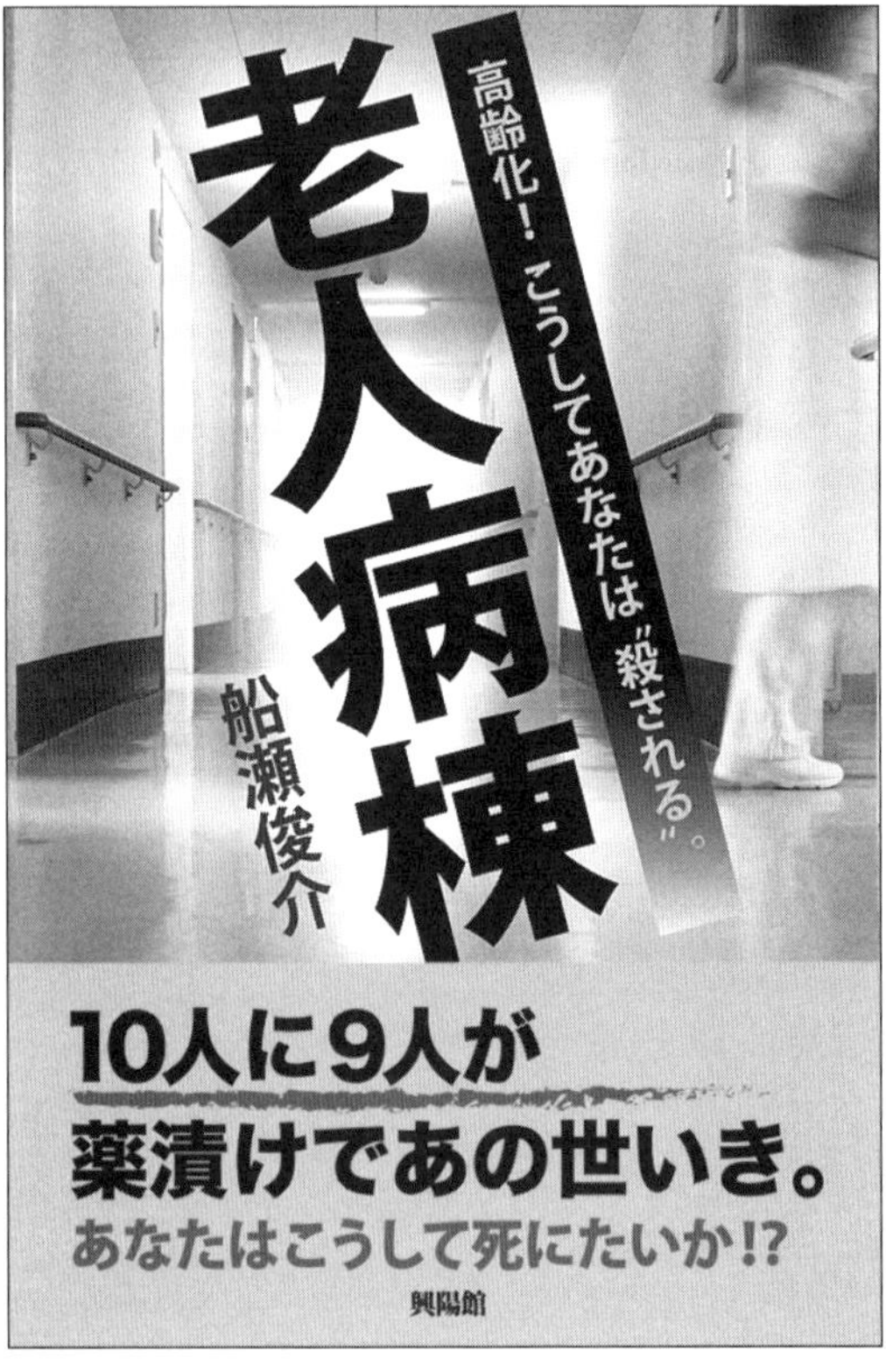

船瀬俊介

本体 1,400円+税

ISBN978-4-87723-199-6 C0095

―10 人に 9 人は病院のベッドで、あの世いき ―
“高齢化社会の闇” の全貌を、反骨のジャーナリスト、船瀬俊介が徹底的にあばいた必読の書。